Renate Göckel

Immer Lust auf immer mehr

HERDER spektrum

Band 6263

Das Buch

Jeder Mensch isst mal zu viel. Aber wenn eine Frau zu viel isst,
dann macht sie sich Gedanken, dass sie zunehmen könnte und zu
unbeherrscht ist. Aus diesen Gedanken wachsen bei vielen Frauen
Schuldgefühle und Vorsätze, weniger zu essen. Aber morgen gibt es
wieder neue Verlockungen ...

Die Psychologin und Verhaltenstherapeutin Renate Göckel er-
läutert die seelischen Gründe fürs Zuvielessen und hilft Frauen,
den Teufelskreis von Selbstvorwürfen zu durchbrechen. Sie beschreibt, wie Frauen den Seelenhunger anders als durch Essen stillen und ein neues Essverhalten gewinnen können. Damit sie lernen, mit Genuss zu essen und Essstörungen zu vermeiden, ehe sie
überhaupt entstehen.

Die Autorin

Renate Göckel ist Psychologin und Verhaltenstherapeutin. In ihrer
eigenen Fachpraxis in Karlsruhe arbeitet sie seit vielen Jahren mit
essgestörten Frauen.

Renate Göckel

Immer Lust
auf immer mehr

Wenn Essen zum Problem wird

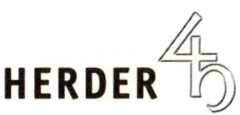

HERDER

FREIBURG · BASEL · WIEN

Titel der Originalausgabe: Tatort Kühlschrank
© Verlag Kreuz GmbH & Co. KG Stuttgart, Zürich 2003
ISBN 978-3-7831-2230-5

© Verlag Herder GmbH, Freiburg im Breisgau 2010
Alle Rechte vorbehalten
www.herder.de

Umschlagkonzeption und -gestaltung:
R·M·E Eschlbeck / Hanel / Gober
Umschlagfoto: © plainpicture
Foto Renate Göckel: © Atelier Rossney

Satz: Rund ums Buch – Rudi Kern, Kirchheim/Teck
Herstellung: fgb · freiburger graphische betriebe
www.fgb.de

Gedruckt auf umweltfreundlichem, chlorfrei gebleichtem Papier
Printed in Germany

ISBN 978-3-451-06263-6

Inhaltsverzeichnis

Vorwort 9

1. **Kapitel: Gute Vorsätze?** 11
Satt und zufrieden 13
Jede Diät ist eine Hungersnot 14
Es geht ums Überleben 15
Wenn die Schuldgefühle nicht wären 16
Dem Teufelskreis entrinnen? 18

2. **Kapitel: Das Essprotokoll** 21
Vor dem Essen 23
Hunger, Appetit? 23
Das Essen 24
Die Sattheitsgrade 25
Nach dem Essen 26
Die Uhrzeit 27
Letzte Vorbereitungen 27
Karin und Stefanie 29
Zwei Essprotokolle 31
Kontraste und Gemeinsamkeiten 34
Zur Auswertung 35
Die »Ballungszentren« 36

3. **Kapitel: Wenn der Körper nach mehr verlangt** .. 43
Kälte und Bewegung 44
Einseitige Ernährung 45
Hormonelle Schwankungen 46

Der Eisprung 48

Schlafmangel 50

Winterschlafdepression 51

Wie Sie Ihre Stimmung verbessern können 52

Bewegung an der frischen Luft 54

Und wenn es doch nicht so einfach ist? 55

4. Kapitel: Seelische Gründe fürs Zuvielessen 57

Der erste (gute?) Grund, sich den Mund
zu stopfen: Wut 58

Warum wir Wut wegstopfen 63

Der andere Umgang mit der Wut 65

Der zweite (gute?) Grund, sich den Mund
zu stopfen: Angst 67

Die Angst vor der Angst 70

Typisch weibliche Strategien gegen die Angst 72

Der Angst ins Auge blicken 73

Der dritte (gute?) Grund, sich den Mund
zu stopfen: Ohnmacht 75

Warten – worauf? 77

Die Negativspirale der Ohnmacht 78

Wie wird man »eigenmächtig«? 80

Strategien gegen die Ohnmacht 83

Der vierte (gute?) Grund, sich den Mund
zu stopfen: Einsamkeit 84

Die »tolle« Familie 86

Perfektionismus als Lösung 87

Kontaktbremsen 88

Strategien gegen die Einsamkeit 89

Der fünfte (gute?) Grund, sich den Mund
zu stopfen: Die Angst vor dem Dünnsein   90
  Die Ängste unter dem Fett   92

5. **Kapitel: Wenn das Essproblem noch tiefer sitzt . .**   95
Ist das »Herumgrasen« harmlos?.   96
Die vier Untugenden   98
Erste Denkfalle: Wenn ich nicht
superschlank bin, bin ich nichts wert   99
Zweite Denkfalle:
Je weniger ich esse, desto besser.   102
Dritte Denkfalle: Essen muss man sich verdienen   104
Vierte Denkfalle: Wenn ich ständig
ans Essen denke, kann ich es in Schach halten . . .   106
Zwischen Hoffnung und Verzweiflung   107
»Dann ist dir jedes Mittel recht!«.   109
Lösungsversuch Erbrechen.   111
Lösungsversuch Sport   114

6. **Kapitel: Selbsthass – der Kern der Essstörung** . . .   117
Sich selbst der größte Feind.   118
Am Anfang war Erziehung.   120
Unterdrückte Wut und Selbstzerstörung   122
Trost bringt Heilung   123
Gut ist nicht gut genug.   125
Disziplin und Kontrolle.   128
Frühboten der Selbstzerfleischung.   130

7. **Kapitel: Wie werde ich mein Essproblem
bloß wieder los?**   135
Wenn Essen das Wichtigste im Leben ist   136
Was ein Essanfall alles kann   137
Wie eine gute Mutter.   140

Riskieren Sie ein neues Essverhalten 142

Fünf neue Essregeln 143

   Achtung, Chemie-Falle! 146

   Achtung, 17-Uhr-Falle! 149

Das Hüllengefühl 151

Zufrieden und glücklich sein! 153

Literaturnachweis 157

Vorwort

»*Zu viel essen*«, das klingt harmlos und ist es auch meist. Aber die Grenzen zwischen harmlos und problematisch sind stark verwischt. Es gibt gesunde und weniger gesunde Gründe, mehr zu essen.

Als ein Teil dieses Buches zuerst unter dem Titel »Jetzt hab ich's satt« erschien, enthielt es nur die körperlichen und seelischen Gründe, sich den Mund zu stopfen. Dies erwies sich als nicht ausreichend.

Die Ausprägungsgrade der Essstörungen haben sich in den letzten Jahren teilweise verändert. Schwerere Essstörungen kamen hinzu: Borderline-Störungen mit Selbstverletzungen, heftigen Stimmungsschwankungen und Alkoholmissbrauch.

Auch versuchen inzwischen manche Frauen die Folgen des Drogenkonsums mit Essanfällen abzumildern: Die Lustlosigkeit, die Angstzustände, die Unruhe, das Getriebensein und die allgemeine Unlust aufs Leben. Menschen, die sich eine Pille einwerfen, die alles vorübergehend schön färbt, sind nicht gerade die mutigsten Problemlöser.

Wer aber von Essstörungen loskommen will, muss sich für die Auseinandersetzung und nicht für die Betäubung entscheiden. Nur dann gibt es langfristig eine Heilung.

Dieses Buch möchte allen Frauen, die zu viel essen, Tipps geben, wie sie ihr Essverhalten bewusster wahrnehmen und steuern können. Es möchte ihnen Mut und Hoffnung machen und ihnen konkrete Werkzeuge in die Hand geben, wie sie ihr Leben angenehmer gestalten, indem sie mit sich selbst geduldiger und verständnisvoller umgehen lernen.

Bedanken möchte ich mich bei all den vielen Frauen, die mir geschrieben haben und bei meinen Klientinnen, mit denen ich täglich arbeiten darf und die mich an ihrem Leben teilhaben lassen.

Renate Göckel

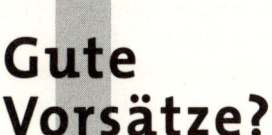

Gute Vorsätze?

Jeder Mensch isst ab und zu zu viel. Weil die Weihnachtsplätzchen in diesem Jahr besonders gut schmecken oder weil das kalte Buffet so unendlich reichhaltig ist, dass die Auswahl schwer fällt. Das ist nicht weiter schlimm – wenn dieser Mensch ein Mann oder ein Kind ist. Wenn eine Frau – ich nenne sie hier einmal Eva – zu viel isst, dann macht sie sich Gedanken: dass sie zunehmen könnte oder dass sie unbeherrscht ist. Diese Gedanken werden bei Eva schnell zu Schuldgefühlen. Und zum Vorsatz, morgen weniger zu essen. Aber morgen gibt es wieder andere Verlockungen, und Eva wird von neuem schwach. Die Spirale aus Schuldgefühlen und »guten« Vorsätzen setzt sich in Gang. Wenn aber erst einmal die lebensnotwendige Nahrungsaufnahme mit Schuldgefühlen gekoppelt ist, dann rückt die Essstörung bereits in greifbare Nähe.

Mit dem Gewicht steigen die Schuldgefühle, die Selbstzweifel und die Selbstvorwürfe.

Es gibt eine todsichere Methode, sich »unbemerkt« Pfund um Pfund anzuessen, indem man sich sagt: »Heute war es bereits zu viel, da kommt es nicht mehr darauf an. Aber ab morgen wird wieder streng Diät gehalten.« Über kurz oder lang funktioniert meist nur noch der erste Teil: »Heute darfst du essen, ungehemmt.« Und Eva gönnt sich dann heute alles, was sie sich sonst verboten hat. Mit dem Gewicht steigen die Schuldgefühle, die Selbstzweifel, die Selbstvorwürfe und die Strenge der Vorsätze. Manche Frauen weichen dann in die Bulimie aus. Sie erbrechen den Überschuss oder führen ihn mit Abführmitteln ab. Andere lassen den Überschuss »anschlagen«, zappeln ab und zu erfolglos im Netz diverser Diäten und verschieben ihr Leben auf schlanke Zeiten. Alle diese »Lösungen« rauben Eva die Lebenskraft, die sie dringend für Wichtigeres bräuchte. Und sie zerstören jedes Vertrauen in die Weisheit des Körpers.

Ist die Nahrungsaufnahme erst einmal mit Schuldgefühlen gekoppelt, ist es nicht mehr weit zur Essstörung.

Satt und zufrieden

Ich kenne einen Hund, der sich als Welpe in Spanien aus Mülltonnen ernährt hat. Ein wohlmeinender Mensch brachte ihn ins Überflussdeutschland, aber in seinem Kopf ist der Hund immer noch in Spanien. Er frisst alles Essbare, was ihm vor die Schnauze kommt, in atemloser Hektik auf, manchmal samt Verpackung. Wer weiß, ob es morgen noch etwas gibt? Ist es da nicht sinnvoll, sich heute noch so viel reinzupacken, wie es geht? Der Hund, man kann es sich denken, hat eine Figur wie eine Wurst. Das scheint ihn aber nicht zu kümmern. Hauptsache satt. Ich kenne auch eine Katze und ein Kaninchen, die im Überfluss aufgewachsen sind und jederzeit so viel fressen dürfen, wie sie wollen. Auch diese beiden sind nicht ganz schlank. Beide fressen oft, mal mehr, mal weniger. Und sie hören damit wieder auf, wenn sie satt sind. Sie sind aber nicht erst satt, wenn sie am Platzen sind.

Aber wann sind Sie denn satt? Satt und zufrieden? Befriedigt? Satt sein klingt uneingeschränkt positiv. Etwas satt haben bedeutet Überdruss. Beides liegt ganz dicht beieinander. Und diese Grenze ist vielen von uns abhanden gekommen, nicht nur beim Essen. Deshalb müssen wir uns, wenn wir »zu viel« essen, immer fragen: *Womit in meinem Leben bin ich unzufrieden? Was hätte ich gerne anders? Kommt eine wichtige Seite meiner Person zu kurz? Wonach habe ich wirklich Hunger?*

Jede Diät ist eine Hungersnot

In Kriegen, Hungersnöten und allgemein immer, wenn es über einen längeren Zeitraum nicht genug zu essen gibt, verhalten sich die Menschen wie der spanische Hund. Dies ist eine sinnvolle Reaktion, denn mit einem guten Polster auf den Hüften kommt man länger über die Runden als mit leerem Magen und ohne Reserven. Wenn Eva eine Diät macht und sie womöglich über Wochen durchhält, dann passiert in ihrem Körper etwas: Der Körper geht mit dem Polster sparsam um.

Er drosselt die Körpertemperatur, um nicht zu viele Kalorien »unnötig« zu verheizen. Eva friert und zieht sich eine dicke Jacke an: Sie verbessert die Isolierung. Evas Körper drosselt den Bewegungsdrang, damit Kalorien eingespart werden. Und er hat noch mehr drastische Möglichkeiten, Eva ruhig zu stellen: Er reduziert den Kalorienverbrauch in Ruhe um bis zu 40 %! Der Serotoninspiegel (Serotonin ist ein so genannter Botenstoff) in Evas Gehirn sinkt ab, der Blutzuckerspiegel ebenso. Eva wird lustlos, kann sich kaum mehr zu etwas aufraffen. Sie hat schlechte Laune. Wenn sie die Diät trotzdem noch länger durchhält oder die Hungersnot anhält, wird Eva deprimiert, hoffnungslos. Sie hüllt sich in warme Decken ein, legt sich mit einer Wärmflasche ins Bett (besonders die Füße sind so kalt). Eva schläft viel – und träumt von einer üppigen Mahlzeit. Sie zieht sich zurück, kann sich schlecht konzentrieren, hat keine Lust mehr auf Sex und weint schnell. Zwischendurch, besonders nach den kargen Mahlzeiten, hellt sich ihr Gemüt wieder auf. Aber ein jäher Absturz ist bereits vorprogrammiert. Die Stimmungsschwankungen nehmen überhand. In dieser Zeit verliert Eva

Bei Diäten schaltet der Körper auf Sparflamme. Er reduziert seinen Kalorienverbrauch um bis zu 40 %, um die »Hungersnot« zu überstehen.

Wasser, Eiweiß und Fettgewebe. Sie nimmt ab. Wie schön! Jeder, der eine Diät länger als eine Woche durchgehalten hat, weiß, dass die Pfunde immer langsamer schwinden. Irgendwann »bekommt« man fast nichts mehr für die Plackerei. Der Körper aber hat die Erfahrung Hunger gemacht und aus dieser Erfahrung hat er gelernt. Er hat seinen Kalorienverbrauch auf Sparflamme geschaltet. Ist die Diät/Hungersnot zu Ende, dann isst Eva wieder normal. Ihr Körper aber denkt: »Her mit den Leckereien. Wer weiß, wann es wieder etwas Gutes gibt.« Und Eva isst und isst und kann nicht mehr aufhören.

Es geht ums Überleben

Dass Eva nicht mehr »satt« wird, ist ihrem Körper sehr recht. So isst sie sich wenigstens ein gutes Polster an und übersteht eine neue Hungersnot besser. Das Vertrauen, das sie spürt, wenn sie satt ist, ist zerstört. Auch isst Eva jetzt schneller als vor der Diät. Als wolle ihr jemand etwas wegnehmen. Stimmt ja auch: Sie selbst ist sich der größte Feind geworden. Evas Körper jedenfalls bleibt auf Sparflamme und er lagert nun vor allem Fett ein. Wo vorher Muskel (Eiweiß) war, ist nun Fett. Deshalb wird man beim Zunehmen immer wabbeliger. Das ist Proviant für die Notzeiten. Eva stellt sich einige Tage nach »erfolgreich beendeter« Diät auf die Waage – und es trifft sie fast der Schlag. Zugenommen, zwei Kilo! Jetzt ist's aber genug! Sie könnte heulen. Da hat sie sich jeden Bissen vom Mund abgespart, und sofort ist wieder alles drauf. Da gibt es nur eine Lösung: Wieder Diät! Noch strenger! Aber was machen wir mit dem heutigen Tag? Er ist ja eigentlich schon verdorben. Wenn die Diät erst ab morgen gilt, dann könnte ich ja heute nochmal ... Eva verbietet sich solche Gedanken, aber sie fängt bereits an, den Rest des Puddings von gestern auszulöffeln. Wenn ab morgen alles verboten ist, dann muss man heute noch alles »wegmachen« und die Spuren verwischen. Logisch, oder? Evas Körper findet es auch logisch. Schaff ein Polster, schreit er, iss alles, was du kriegen kannst! Eine Hungersnot droht. Hilfe, Hilfe!

Wenn die Schuldgefühle nicht wären

Wenn nun Hungersnöte den Körper veranlassen, den Kalorienverbrauch drastisch zu senken, dann müsste ja Überfluss dazu führen, dass der Körper mit Kalorien verschwenderisch umgeht? Stimmt. Wenn viel da ist, dann kann auch viel ausgegeben werden. Zu diesem Thema gibt es einige wissenschaftliche Untersuchungen, mit Ratten und mit Menschen. Die Menschen waren amerikanische Kriegsdienstverweigerer in den siebziger Jahren und Gefängnisinsassen. Alles Männer, und die haben einen anderen Stoffwechsel als Frauen. Die Ergebnisse lassen sich trotzdem mit Einschränkungen auch auf Frauen übertragen. Die Versuchsleiter wollten eine Gewichtszunahme von 20-25% erreichen. Manche Versuchspersonen mussten über ein halbes Jahr lang bis zu 10.000 kcal pro Tag zu sich nehmen, um dieses Ziel zu erreichen. Viele schafften es überhaupt nicht, das heißt, sie konnten gar nicht so viel essen, dass sie das Zielgewicht erreicht hätten. Und: Ihr Grundumsatz war dermaßen angestiegen, dass sie nun zur Aufrechterhaltung ihres neuen Gewichtes 10 kcal pro Kilo Körpergewicht mehr benötigten als vor der so genannten

»Caféteria-Diät« (fett und süß). Die meisten Versuchspersonen nahmen dann schnell wieder ab auf ihr altes Gewicht.[1]
Wie gesagt, Frauen haben einen etwas anderen Stoffwechsel
als Männer. Männer haben in der Regel mehr Muskelmasse,
die bereits im Ruhezustand mehr Kalorien verbraucht als
Fettgewebe. Frauen haben prozentual zum Körpergewicht
mehr Fettgewebe. Über Jahrtausende mussten Frauen viele
Kinder austragen, stillen, großziehen. Das kostet viel Kraft.
Wenn eine Frau keine gute Futterverwerterin war, dann
konnte sie in Notzeiten nicht genügend Nachwuchs produ-
zieren. Dann starben ihre Gene buchstäblich aus. Sie musste
also ihren Körper gut an karge Bedingungen anpassen können, dann konnte sie überleben und ihren Kindern
das »Anpassungs-Gen« weitergeben. Viele Frauen sind **In Notzeiten war**
so genannte gute Futterverwerter. Dies wird erst **Schlanksein nie**
dann zum Problem, wenn von der Gesellschaft ein **erstrebenswert.**
knabenhaft schmales Idealbild der Frau verlangt wird **Erst mitten im**
und die Frau mit Scham und Schuldgefühlen reagiert, **Wohlstand wird**
wenn sie so nicht aussieht. In Notzeiten ist Schlank- **von Frauen**
sein noch nie »in« gewesen. Da war das Wohlgenährt- **verlangt, knaben-**
sein ein Zeichen dafür, dass es einem gut ging. Und **haft schmal**
nun, mitten im Wohlstand, sollen wir verhungert **auszusehen.**
aussehen? Dies erzeugt unrealistische Riesenansprüche an unsere Figur. Diese Riesenansprüche erzeugen dann
das Gefühl: »Ich muss abnehmen.« Und der Drang abzunehmen macht Schuldgefühle bei jedem Bissen »zu viel«. Es ist
ein Teufelskreis ohne Ende. Gibt es ein Entrinnen?

Dem Teufelskreis entrinnen?

Gibt es ein Gewicht, zu dem Ihr Körper immer wieder hin tendiert? Es könnte Ihr Setpoint sein. Man hat beobachtet, dass
das Körpergewicht von Tieren und Menschen über lange Zeit-
räume bemerkenswert stabil ist. Dies hat zu der Annahme geführt, dass das Körpergewicht ähnlich wie Körpertemperatur
oder Blutdruck eine regulierte Größe ist. Diese Größe nennt
man Setpoint (Sollwert). Einfacher ausgedrückt: Ist Ihr Setpoint niedrig, dann können Sie essen wie ein Stier und nehmen auf die Dauer nur wenig zu. Wenn Ihr Setpoint hoch ist,
dann tendiert Ihr Körper immer wieder dazu, die angebote-
nen Kalorien schnell in Form von Fett einzulagern. Ernäh-
rungswissenschaftler haben errechnet, dass ohne die regulie-
rende Funktion des Setpoint bereits ein Zuviel von 100 kcal
pro Tag zu einer Gewichtszunahme von 5 kg im Jahr führen
würde. Oder 100 kcal weniger pro Tag zu 5 kg Gewichtsab-
nahme pro Jahr. Alle Theorien und Zahlen sind zwar interessant, aber sie sagen nichts über *Ihre* ganz spezielle Lage in Sachen Zuvielessen aus. Sie wissen es nicht genau? Das können
Sie auch nicht, denn das Zuvielessen dient ja oft genau diesem Zweck: dem Vernebeln von Gefühlen. Und wenn Gefühle
vernebelt und damit unklar werden, dann nimmt man seine
ureigene Wahrheit nicht mehr richtig wahr. Um mehr Klar-
heit in Ihr Essverhalten zu bringen, sollten Sie zunächst eine
Woche lang ein Essprotokoll schreiben.

Wenn Sie das Gefühl haben, dass Sie zu viel essen, dann sollten Sie sich einmal folgende Fragen stellen:

➢ Habe ich unrealistische Erwartungen an mein Körpergewicht?

➢ Habe ich unrealistische Erwartungen an den Kalorienverbrauch meines Körpers?

➢ Glaube ich, dass mein Körper immer gleich viel braucht, oder gestehe ich ihm Schwankungen zu?

➢ Kann ich Hunger und Appetit unterscheiden?

➢ Was bedeutet »satt sein« für mich?

➢ Bin ich unzufrieden und hole mir übers Essen Ablenkung und Trost?

➢ Gibt es Nahrungsmittel, die ich mir verbiete?

➢ Was wäre anders in meinem Leben, wenn ich meine Traumfigur hätte?

➢ Stopfe ich gewisse unangenehme Gefühle mit Essen hinunter?

Sie schreiben eine Woche lang jeden Bissen und jeden Schluck auf, den Sie zu sich nehmen. Ich weiß, es ist viel Arbeit, aber die Mühe lohnt sich (wenn Sie nicht mogeln oder in dieser Woche wesentlich weniger essen als sonst). *Sie bekommen Daten über sich selbst, die Ihnen sonst niemand geben kann.*

II

Das Essprotokoll

Wie schreibt man nun ein solches Essprotokoll?

Sie nehmen ein DIN-A4-Blatt Papier und teilen sich sechs Spalten ab, so wie unten:

Datum, Wochentag					
Vor dem Essen: Situation, Gefühle, Gedanken	Hunger? Appetit?	Was, wie viel gegessen?	Noch nicht satt, satt, übersatt	Nach dem Essen: Situation, Gefühle, Gedanken	Uhrzeit

Oben am Rand lassen Sie bitte Platz für das Datum und den Wochentag. In die Spalte links außen schreiben Sie: *Vor dem Essen: Situation, Gefühle, Gedanken*. In die nächste, schmalere Spalte kommt: *Hunger? Appetit?* In die wieder etwas breitere Spalte schreiben Sie: *Was, wie viel gegessen?* Die vierte Spalte ist wieder schmaler, und Sie schreiben: *Noch nicht satt, satt, übersatt* hinein. Die breitere fünfte Spalte bezieht sich auf *Nach dem Essen: Situation, Gefühle, Gedanken*. Wenn Sie erbrechen oder Abführmittel nehmen, dann sollten Sie in diese Spalte ein kleines rotes E (für Erbrechen) oder A (für Abführmittel) mit eintragen. In die schmale sechste Spalte kommt die Uhrzeit, das heißt Anfang und Ende der Mahlzeit. Soweit ganz einfach. Das Ausfüllen ist nicht so ganz einfach, deshalb gebe ich Ihnen noch ein paar Tipps. Die allergrößte Hürde beim Ausfüllen eines Essprotokolls ist die Angst vor der Wahrheit. Plötzlich sieht man gnadenlos schwarz auf weiß, was man über den Tag so vertilgt hat. Das schockt! Wenn Sie jetzt anfangen, Ihr Essverhalten zu kontrollieren, dann wird das Bild verfälscht. Trotzdem bekommen Sie noch wertvolle Daten. Im Klartext:

Die größte Hürde beim Ausfüllen eines Essprotokolls ist die Angst vor der Wahrheit.

Besser ein geschöntes Protokoll als gar keines. Machen Sie Ihre Protokollwoche nicht im Urlaub oder in anderen Sondersituationen, sondern in einer ganz normalen Woche. Die Schlussfolgerungen, die wir daraus ziehen, sollen ja auch für den normalen Alltag gelten. Schauen wir uns nun die einzelnen Spalten genauer an.

Vor dem Essen

Schreiben Sie in Stichworten auf, wie Sie sich vor dem Essen fühlen. Also zum Beispiel: »Sitze deprimiert am Küchentisch« oder »Freue mich aufs Frühstück« oder »Keine Lust auf nix« oder »Bin total unruhig«. Wenn Sie wissen, weshalb Sie deprimiert sind oder unruhig, dann schreiben Sie ein Stichwort dazu in Klammern – Beispiel: (Hund krank) oder (Zeitdruck) –, damit Sie Ihre Gefühle bei der Auswertung besser zuordnen können.

Hunger, Appetit?

Viele Frauen können Hunger und Appetit nicht mehr unterscheiden. Hunger äußert sich oft als Magenknurren oder Ziehen in der Magengegend, das sich meist etwa vier Stunden nach der letzten Mahlzeit einstellt. Manche Frauen wissen erst, dass sie Hunger haben, wenn sie Kopfschmerzen bekommen, anfangen zu zittern und ihnen übel wird. Dies ist bereits eine Unterzuckerung (Hypoglykämie). Achten Sie darauf, wie Sie Ihren Hunger wahrnehmen. Auch der Hunger hat verschiedene Stadien. Appetit oder Gelüste sind oft psychischer Hunger. »Es fehlt einem etwas« oder »man sucht nach etwas«. Und Essbares ist leicht greifbar, beruhigt und ist besser als nichts. Wenn Sie nicht wissen, ob Sie gerade Hunger oder Appetit verspüren, dann tragen Sie ein Fragezeichen ein, bei Hunger ein H und bei Appetit ein A.

Das Essen

Wenn Sie schon einmal ein Essprotokoll ausgefüllt haben, dann haben Sie höchstwahrscheinlich peinlich genau jeden Bissen abgewogen oder geschätzt und seinen Kaloriengehalt errechnet. *Das machen Sie bitte jetzt nicht!* Sie schreiben also nicht: »100 g Brot, 20 g Butter und 50 g Schinken«, sondern einfach »zwei Schinkenbrote«. Ich weiß, »zwei Schinkenbrote« können sehr unterschiedlich aussehen und im Kaloriengehalt stark variieren. Sie selbst wissen, wie Ihre Schinkenbrote aussehen. Wenn es Sie beruhigt, dann schätzen Sie die ungefähren Kalorien ab. Wenn Sie am Ende eines Tages auf Ihr Protokollblatt schauen, dann fallen Ihnen Ihre »Ballungszentren« ohnehin sofort ins Auge. Und dann ist es ziemlich unwichtig, ob Sie ein paar Kalorien mehr oder weniger zu sich genommen haben. Wichtig ist dann herauszufinden, was das »Ballungszentrum« verursacht hat. Noch ein Wort zu den Getränken. Früher ließ ich die Frauen nur kalorienhaltige Getränke aufschreiben. Inzwischen lasse ich alle Getränke aufschreiben, nicht um Kalorien zu zählen, sondern weil ich abschätzen möchte, ob die Trinkmenge ausreichend ist. Manche Frauen haben nie Durst. Sie nehmen nur Hunger oder einen diffusen Appetit wahr, und dann essen sie, wenn sie eigentlich trinken müssten. *Achten Sie darauf, wie viel Sie trinken.*

Die Sattheitsgrade

»Eine Gastgeberin fragt einen ihrer Gäste: ›Sind Sie satt?‹ Der Gast antwortet: ›Satt kenne ich nicht. Entweder habe ich Hunger, oder mir ist schlecht.‹« So lautet ein Witz, der viel über unsere Essgewohnheiten aussagt. Irgendwo zwischendrin liegt der Sattpunkt. Niemand kann Ihnen sagen, was für Sie satt bedeutet und wann Sie jeweils satt sind. Wenn man seinen Magen bereits unangenehm spürt, ist man übersatt. Die alten Römer legten sich zum Essen auf die linke Körperseite auf eine Ottomane, die ihr Kopfende – von vorne betrachtet – auf der rechten Seite hatte. Warum?

Der Magen des Menschen macht auf der linken Körperseite eine Kurve und verläuft dann über die Körpermitte nach rechts. Nahe dem rechten Rippenbogen sitzt der Magenausgang, dessen Rezeptoren den Füllungszustand registrieren. Liegt der Mensch nun auf der linken Seite, so fällt der Mageninhalt auf die linke Seite, und es dauert länger, bis er soweit aufgefüllt ist, dass die Rezeptoren »voll« melden. So konnten die reichen Römer mehr in sich hineinschlingen, ohne von lästigen Völlegefühlen gestört zu werden. Möchten Sie schneller satt werden? Dann legen Sie sich beim Essen auf die rechte Körperseite. Probieren Sie es aus, es funktioniert. Wenn das Hungergefühl vor allem durch den Abfall des Blutzuckerspiegels ausgelöst wird, dann stillt auch alles

Wenn Sie sich beim Essen auf die rechte Seite legen, sind Sie schneller satt. Das wussten schon die alten Römer.

den Hunger schnell, was den Blutzuckerspiegel anhebt. Also Zucker. Wenn Kinder vor dem Essen naschen, wollen sie oft bei der Hauptmahlzeit kaum noch etwas essen, da sie bereits satt sind. Nur: Zucker macht nicht lange satt. Der Blutzuckerspiegel steigt jäh an und fällt steil wieder ab. Und dann kommt der nächste Hunger. Beobachten Sie, wie Sattheit bei Ihnen aussieht. Sie werden feststellen, Sattheit hat viele Schattierungen. Wenn Sie entspannt sind, fühlen Sie Ihren Sattpunkt früher. Sind Sie beim Essen oft angespannt, weil Sie sich sagen: »Jetzt müsste ich eigentlich aufhören«? Hinschauen und aufschreiben!

Nach dem Essen

Wie geht es Ihnen jetzt? Haben Sie das Gefühl, angenehm satt, zufrieden und entspannt zu sein? »Nach dem Essen sollst du ruh'n oder tausend Schritte tun«, sagten die alten Römer. Ein Mittagsschläfchen oder einen Verdauungsspaziergang können sich die meisten von uns aber nur sonntags einräumen. Aber eine kleine Pause, um auszuruhen und das Essprotokoll zu schreiben, sollte drin sein. Sie schreiben in die *Nach-dem-Essen-Spalte* wieder in Stichworten Ihre Lage, Ihre Gefühle, Ihre Gedanken. Zum Beispiel: »Fühle mich satt und zufrieden. Essen war lecker« oder »Bin voll und deprimiert. Habe wieder versagt« oder »Hätte nicht sein müssen«. Lesen oder sehen Sie fern beim Essen? Das sollte ebenfalls in dieser Spalte vermerkt werden. Finden bei Ihnen die Streitgespräche beim Essen statt? Aufschreiben! Und wie gesagt, »E« und »A« nicht vergessen aufzuschreiben, wenn es dazu kommen sollte.

Die Uhrzeit

Wenn Sie zwischen neun und zehn Uhr fünf Bonbons essen, dann schreiben Sie bitte nicht: 9.03: ein Bonbon, 9.10: ein Bonbon, 9.15: ein Bonbon etc., sondern einfach 9-10 Uhr: 5 Bonbons. Die Uhrzeit gibt Ihnen Aufschluss darüber, wann Sie essen, wie früh oder wie spät Sie essen, und sie zeigt Ihnen, wie Ihre Essenszeiten verteilt sind. Ob Sie vor 13 Uhr gar nicht essen und Ihre Hauptmahlzeit nach 22 Uhr liegt, und wie groß oder klein die zeitlichen Abstände zwischen den Mahlzeiten sind. Eine schmale, aber wichtige Spalte.

Letzte Vorbereitungen

Wenn Sie nun Ihre sieben Protokollblätter vorbereitet haben, dann stellt sich die Frage: Wann fange ich mit dem Protokoll an? Manche Frauen meinen, Diäten und Essprotokolle müsse man immer montags anfangen. Oder morgens. Die Gefahr dabei ist, dass man bis zum Start noch eine Schonfrist hat, in der man meint, nochmals alles essen zu müssen, was man nachher nicht im Protokoll stehen haben möchte. Ein solches Denken ist glatter Selbstbetrug. In diesem Fall sollten Sie jetzt noch kein Essprotokoll anfertigen, sondern dieses Buch erst einmal zu Ende lesen. Es könnte nämlich sein, dass Sie so viele Anregungen und Hinweise für Ihr eigenes Essmuster bekommen, dass Sie dann neugierig werden auf detailliertere Information. Und dann schreiben Sie Ihr Protokoll aus einer anderen Motivation heraus. Dann wollen Sie

Ist es Ihnen peinlich, wenn jemand Ihr Essprotokoll findet? Dann verstecken Sie es. Schreiben Sie es heimlich, notfalls auf der Toilette.

wissen, wie es bei Ihnen wirklich ist mit dem Essen. Ist es Ihnen eigentlich peinlich, wenn Ihr Mann oder Ihre Kinder, Ihre Eltern oder Ihre Mitbewohner Ihr Essprotokoll finden? Ja? Dann verstecken Sie es. *Schreiben Sie es heimlich, notfalls auf der Toilette.* Oder nehmen Sie es mit an den Arbeitsplatz, wenn Sie befürchten, dass es zu Hause zu leicht gefunden werden könnte. Manche Frauen tragen es auch ständig in der Handtasche mit sich herum. Frauen, deren Essprotokolle gefunden wurden, haben damit auch schon sehr entwürdigende Erfahrungen gemacht: vom lauten, spöttischen Vorlesen im Familienkreis bis hin zu einer Kontosperrung durch den Ehemann, da er anhand des Protokolls ausrechnete, wie viel Geld seine Frau pro Tag ins Klo kotzte.

Sie können nach jeder Mahlzeit Eintragungen machen. Der Vorteil dabei ist, dass Sie alle Details noch genau wissen. Sie können aber auch am Ende des Tages Bilanz ziehen. Vielleicht haben Sie dann mehr Ruhe und sind ungestört. Sollten Sie feststellen, dass Sie das Protokoll zu neuen Essanfällen treibt, weil Sie mit der Wahrheit nicht zurechtkommen oder weil Sie versuchen, ein »tolles« Protokoll hinzulegen – auch dann verschieben Sie das Protokollschreiben auf später. Oder kürzen es ab auf zwei, drei Tage.

So, und nun wünsche ich Ihnen eine informative Protokollwoche. Natürlich dürfen Sie auch länger Protokoll führen, nur werden Sie schnell feststellen, dass sich die Essmuster wiederholen. Selbst wenn Sie am Anfang noch »geschönt« haben, spätestens nach dem vierten Tag bricht normalerweise das alte Essverhalten durch. Und dann bekommen Sie auf jeden Fall die gesuchten Daten.

Mein Tipp: Finden Sie heraus, welche Art des Schreibens für Sie richtig ist. Heimlich oder halb heimlich. Es ist Ihr Protokoll und geht sonst niemanden etwas an. Sie sind keinem Menschen Rechenschaft schuldig – keinem.

Karin und Stefanie

Während Sie noch Protokoll schreiben und dabei im Buch weiterlesen oder aber ohne Protokoll zu führen weiterlesen, darf ich Ihnen zwei Frauen vorstellen, die uns von jetzt an begleiten. Sie steuern ihre Esserfahrungen, ihre Zweifel und Meinungen bei und helfen Ihnen bei der Selbstexploration (der Selbsterforschung).

Karin: »*Ich bin 29 Jahre alt und Hausfrau. Meine beiden Kinder, Jan und Lena, sind jetzt sechs und vier. Im Moment wiege ich 75 kg bei 1,68 m. Damit fühle ich mich unwohl und möchte abnehmen. Aber irgendwie schaffe ich es nicht. Mein größtes Problem ist, glaube ich, die Unzufriedenheit. Ich fühle mich als Versagerin. Die Hausfrauenrolle füllt mich nicht aus. Mein Mann macht Karriere, und die Drecksarbeit bleibt an mir hängen. Mein Medizinstudium habe ich abgebrochen, als Jan zur Welt kam. Mein Mann machte weiter. Heute arbeitet er rund um die Uhr und ich bin zu Hause die ›Tankstelle‹. Für alles bin ich zuständig: Haushalt, Kinder und alles, was damit zusammenhängt.*

Das ist mir einerseits zu viel, andererseits zu wenig. Irgendwie vom Falschen zu viel. Mit mir selbst kann ich nicht so recht etwas anfangen. Ich lese gerne und kann damit die ganze Welt vergessen. Aber wenn ich mal zum Lesen käme, bekomme ich Schuldgefühle, und dann fange ich an zu essen. Richtige Freundinnen habe ich nicht. Die Mütter aus der Kindergruppe sind mir, Pardon!, zu einfältig. Meine ehemaligen Studienfreundinnen haben sich in alle Winde zerstreut. Und der Bekannten- und Kollegenkreis meines Mannes ist zwar nett und amüsant, aber sie haben im Wesentlichen nur zwei Themen: das Krankenhaus und den Urlaub. Das ist mir zu wenig für eine Freundschaft. Ich fühle mich rundum unausgefüllt. Aber es fehlt mir auch an Energie, etwas zu verändern.«

Stefanie: »Ich bin 23 Jahre alt und bereits Chefsekretärin. Da muss man immer top aussehen und gestylt sein. Ich bin 1,72 m groß und wiege 60 kg. Die anderen machen mir oft Komplimente wegen meiner tollen Figur, aber ich möchte noch auf 55 kg abnehmen. Dann sehe ich noch besser aus, und mein Doppelkinn geht dann auch weg. Ich finde, mein Aussehen ist mein Kapital. Und für dieses Kapital kämpfe ich. Leider habe ich öfters Essanfälle in der letzten Zeit. Dann hungere ich tagelang wieder alles runter, was ich beim Essanfall draufbekommen habe. Manchmal erbreche ich auch oder nehme Abführmittel. Aber nur selten. Mit meinem Leben bin ich im Moment nicht so zufrieden, weil ich alleine lebe. Ich hätte gerne einen Partner, da ich das Allein-sein nicht gut aushalte. So hänge ich in meiner Freizeit viel in Kneipen herum. Aber irgendwie gerate ich immer an die falschen Männer. Und aus Frust esse ich dann. Aber wenn ich dick werde, dann finde ich gar keinen Freund mehr. Und davor habe ich Panik. Ansonsten habe ich liebe Eltern, bei denen ich jeden Tag vorbeischaue. Meine Mutter kocht und wäscht für mich. Das ist bequem. In meiner eigenen Wohnung fällt mir das Dach auf den Kopf, deshalb bin ich auch fast nie dort. Ich koche mir auch nichts. Lohnt sich ja nicht für eine Person. Wenn ich meine Freundin Petra nicht hätte, dann wäre ich schon sehr einsam. Ich komme innerlich nicht zur Ruhe und suche ständig nach etwas. Aber was? Das Essen lenkt mich ab und beruhigt mich. Pro Tag trinke ich dann noch einen Liter Kaffee und rauche 10-15 Zigaretten. Vielleicht putscht mich das auch auf? Ich möchte gerne ruhiger und gelassener werden und mich auch alleine wohl fühlen können.«

Die beiden Frauen haben Essprotokolle gemacht. Hier finden Sie einen typischen Esstag von beiden.

Zwei Essprotokolle

Das Protokoll von Karin:

Vor dem Essen	H/A	Was, wie viel gegessen?	satt?	Nach dem Essen	Uhrzeit
Freue mich aufs Frühstück	H	2 Marmeladebrote 1 Jogurt 2 Tassen Tee	satt	Muss Jan und Lena in den Kiga bringen	8.00-8.30
Langeweile, müsste eigentlich putzen	A	2 Rippchen Schokolade 5 Bonbons	?	Schuldgefühle, keine Lust auf Haushalt	9.00
Habe eingekauft, muss Essen vorbereiten	A	1 Mars (Riegel) 1 Puddingschnecke	übersatt	Noch mehr Schuldgefühle; muss Kinder abholen, Hetze	11:00-11:30
Kinder lärmen, bin erschöpft	Nichts	1 Löffel Nudeln 1 Löffel Spinat 1 Glas Milch	übersatt	Hätte nichts gebraucht, noch satt vom Vormittag	12:00-13:00
Kinder spielen, Sehnsucht nach Ruhe	A	1 Eis am Stiel ½ Schale Johannisbeeren, Tee	übersatt	Langeweile, Leerlauf	14:00-14:30
Wir waren draußen, Plausch mit Nachbarin angenehm	A	3 Waffeln 2 Rippchen Schokolade 5 Erdnuss-Flips 1 Glas Saft	übersatt	Schuldgefühle, mache sauber, muss noch bügeln	15:30-16:30

Vor dem Essen	H/A	Was, wie viel gegessen?	satt?	Nach dem Essen	Uhrzeit
Ulf rief an, dass es später wird, Wut, Ohnmacht	A	2 Äpfel 1 Schokopudding (Becher) Wasser	satt	Stürze mich in die Arbeit (bügeln)	17:15
Die Kinder müssen ihr Abendbrot einnehmen	A	1 Käsebrot, Gurke 3 Gläser Apfelsaft	satt	Habe mit den Kindern am Tisch gesessen; musste Kleinigkeit essen	18:00-18:45
Ulf kommt nach Hause, bin gereizt, essen zusammen	A	2 Käsebrote 1 Wurstbrot Tomatensalat 2 Glas Bier	über-satt	Ulf rügt mich wegen meines vielen Essens; Wut, Ohnmacht, könnte kotzen	19:45
Sitze mit Ulf vor dem Fernseher; haben uns nichts zu sagen; Leere, Öde, habe Lust, mich zu besaufen	?	2 Glas Wein Flips, Chips, Erdnüsse	über-satt	Wut auf mich selbst, weil ich so viel esse	22:00-23:00
Alle sind im Bett, außer mir. Jetzt ist endlich Friede. Lese, fühle mich gut	A	5 Mon Chérie	über-satt	War wieder viel zu viel heute. Morgen weniger. Leicht deprimiert	23:30

Das Protokoll von Stefanie:

Vor dem Essen	H/A	Was, wie viel gegessen?	satt?	Nach dem Essen	Uhrzeit
Aufstehen; was ziehe ich an? Fertig machen, Zeitdruck	H	4 Tassen Kaffee 1 Jogurt 1 Apfel	satt	Muss zur Straßenbahn, Hektik	7:30

Vor dem Essen	H/A	Was, wie viel gegessen?	satt?	Nach dem Essen	Uhrzeit
Viel Arbeit; Chef schlecht gelaunt	H	2 Tassen Kaffee	nicht satt	Tippe weiter	
Unterhalte mich mit Kollegen; wäre lieber allein	H	Essen in der Kantine: Fleisch, Nudeln, Gemüse, kleine Portionen, Glas Wasser	satt?	Im Gespräch merke ich nicht, was ich esse oder wann ich satt bin	12:00-13:00
Chef gibt mir noch ein Gutachten zu tippen: 132 Seiten. Flippe fast aus vor Wut, bin aber nach außen hin ruhig	Durst	3 Tassen Kaffee	nicht satt	Bin sehr nervös, denn Gutachten soll in 1 Woche fertig sein – neben all der anderen Arbeit	15:30
Bin erschöpft, habe aber viel weggeschafft. Chef zufrieden	Durst	3 Glas Wasser	nicht satt	Möchte nach Hause, tippe aber noch eine halbe Stunde	17:30
Bin noch durch die Stadt gebummelt, habe Lebensmittel eingekauft.	H	3 süße Teilchen 2 Schokoriegel 2 Lyonerbrote ½ Fl. Cola	übersatt	Erbreche einen Teil; fühle mich elend, lege mich ins Bett	19:15
Langes Telefonat mit meiner Mutter; sie macht mir Vorwürfe, weil ich heute nicht bei ihr vorbeigekommen bin; sie nervt total	A	½ Rolle Kekse, Handvoll Schokolinsen 2 Glas Wasser	übersatt	Schuldgefühle, schäme mich, weil ich so gierig und unbeherrscht bin. Ich bin eine Versagerin	21:30
Sehe fern, bin müde, enttäuscht	A	1 Apfel	satt	Gehe ins Bett	22:30

33

Lassen Sie Karins Essprotokoll einmal auf sich wirken. Fallen Ihnen Zusammenhänge zwischen bestimmten Gefühlen und Essschüben auf? Schauen Sie sich noch das Protokoll von Stefanie an zum Vergleich. Durch einen Vergleich kommen Kontraste besser zum Ausdruck.

Kontraste und Gemeinsamkeiten

Stefanie isst ganz anders als Karin. Während sich Karin fast jede Stunde etwas in den Mund schiebt, hat Stefanie lange – zu lange – Pausen zwischen den Mahlzeiten. Karin hat keine Ballungszentren, Stefanie hat sie abends. Beide Frauen haben Schuldgefühle wegen eines Zuviels an Essen – keine schaut sich an, was hinter diesen Schuldgefühlen wirklich steckt. Stefanie trinkt viel Kaffee (neun Tassen) und raucht viel. Karin kann sich nicht zurückhalten, wenn ihre Kinder oder ihr Mann eine Mahlzeit zu sich nehmen. Beide Frauen sind oder wirken sehr *fremdbestimmt*. Beide Frauen sehnen sich nach Ruhe und Entspannung. Keine Frau hat an diesem Tag ein gutes Gespräch (Karin hat einen kurzen Plausch mit der Nachbarin), in dem sie hätte loswerden können, was sie beschäftigt. Beide Frauen funktionieren reibungslos. Beide Frauen essen, wenn sie eigentlich müde und erschöpft sind. Beide Frauen sind gestresst: Karin durch die Ansprüche von Mann und Kindern, Stefanie durch die Ansprüche ihres Chefs und ihrer Mutter. Keine der beiden Frauen sorgt für sich.

Beide Frauen denken, das Essen sei das Problem, zumindest an diesem Protokoll-Abend. Karin nimmt sich dann vor, morgen weniger zu essen. Stefanie schämt sich wegen ihrer Gier und nennt sich eine Versagerin. Bei ihr ist es die Selbstabwertung, die ihr dann wieder neuen »Hunger« macht.

Zur Auswertung

Wenn Sie nun Ihr eigenes Essprotokoll vorliegen haben, dann gehen Sie alle protokollierten Tage durch und machen einen dicken roten Kringel um alle Ballungszentren. Danach rechnen Sie anhand Ihrer Zeitangaben die *Abstände zwischen den Mahlzeiten* aus. Wenn Sie – wie Stefanie – drei Gläser Wasser getrunken haben, dann ist dies natürlich keine Mahlzeit. Ich würde eine Mahlzeit ab circa 300 kcal ansetzen. Kleinere Imbisse umkringeln Sie grün. Dann rechnen Sie zusammen, wie viel Sie ungefähr getrunken haben. Kaffee unterstreichen Sie braun, Alkoholika violett. Danach schauen Sie Ihre Essauslöser an in der Spalte *»Vor dem Essen«*. Je ausführlicher Sie geschrieben haben, desto mehr Daten haben Sie nun. Unterstreichen Sie in unterschiedlichen Farben: Müdigkeit, Langeweile, Stress (Zeitdruck, Erwartungsdruck, Hektik), Wut, Resignation (Depression) und Angst. Jetzt sieht Ihr Protokoll wahrscheinlich ganz bunt aus. Überwiegen bestimmte Farben?

Es gibt viele unterschiedliche Theorien, wie man sich ernähren sollte. Einig sind sie sich nur darüber, dass die Lebensmittel möglichst naturbelassen sein sollten. Auch über die Verteilung der Mahlzeiten gibt es einen groben Konsens: »Frühstücke wie ein König, iss zu Mittag wie ein Bauer und iss zu Abend wie ein Bettelmann.« Dass ein üppiges Mahl um 23 Uhr nicht gesund ist, darüber besteht Einigkeit. Was ist aber, wenn Sie Nachtschicht haben oder die Nacht durchtanzen wollen? Sie

Bedenken Sie: Es gibt nicht »das normale Essverhalten«.

sehen, all diese »Regeln« müssen ans Leben angepasst werden – an Ihr Leben.

Die »Ballungszentren«

Die Ballungszentren dürften Ihnen die meisten Probleme machen. Sie hatten angefangen zu essen und konnten einfach nicht mehr aufhören. Ist Ihr »Ballungszentrum« die *Hauptmahlzeit*? Da geben Sie sich vielleicht die Erlaubnis, endlich »genug« zu essen. Die Hauptmahlzeit im Kreis Ihrer Familie oder Freunde ist ein wichtiger Punkt im Tagesablauf. Er sollte nicht nur der Nahrungsaufnahme dienen, sondern auch *Zugehörigkeit* vermitteln. Ein »Kumpan« (von lat. cum pane) ist einer, mit dem man sein Brot gemeinsam isst. Die gemeinsame Mahlzeit gibt Sicherheit, Geborgenheit und Wärme. Sie dient dem Auftanken in jeder Hinsicht, jedenfalls im Idealfall. Möglicherweise müssen Sie aber auch »essensmäßig« sehen, wo Sie bleiben, wenn es etwas Gutes gibt? Dann könnte *Futterneid* hinter dem Zuvielessen stecken. Lachen Sie nicht! Futterneid ist ein uralter Überlebensinstinkt und nicht Ihre persönliche »Macke«. Wenn Sie Futterneid empfinden, dann haben oder hatten Sie Ihre Gründe. Und Sie haben diese Erfahrung, zu kurz zu kommen, gespeichert. Jeder Mensch verspürt Futterneid, wenn ein Gut knapp wird. Und das Gefühl, zu kurz zu kommen, ist eines der schmerzlichsten und mächtigsten Gefühle, das einen Menschen überfallen kann. Morde und Kriege kann es auslösen, Hass und Feindschaft schüren.

Überprüfen Sie einmal Ihre *Verweildauer am Tisch*. Wenn Sie eine schnelle Esserin sind und Ihre Mit-Esser essen langsam, dann haben Sie wahrscheinlich schon oft gelangweilt am Tisch gesessen. Sie haben Ihre Mahlzeit bereits beendet und die anderen kauen noch. Dann, so nach fünf Minuten warten, angeln Sie noch ein Salatblatt. Dann später noch eine Ecke vom Braten. Und damit dieser nicht so trocken ist, noch einen Löffel Nudeln mit Soße? Das muss nicht sein. Seien Sie unhöflich und stehen Sie sofort vom Tisch auf, wenn Sie Ihre Mahlzeit beendet haben. Erklären Sie Ihrer Umgebung, warum. Wenn sie es nicht akzeptiert, dann überlegen Sie, was Ihnen wichtiger ist: dass Sie lernen, für sich selbst zu sorgen, oder aber momentane Harmonie und momentaner Friede? Selbst wenn die Umgebung im Moment zunächst meutert, so gewöhnt sie sich doch schnell an Ihre neue Angewohnheit. Sie stehen ja nun nicht für den Rest Ihres Lebens immer sofort nach dem Essen vom Tisch auf, sondern nur so lange, bis der Automatismus (»am Tisch sitzen heißt auch essen«) durchbrochen ist.

Futterneid ist ein uralter Überlebensinstinkt. Wenn Sie Futterneid empfinden, dann hatten oder haben Sie Ihre Gründe.

Karin: »*Ich glaube, bei mir ist es Futterneid und gleichzeitig das Warten, bis die anderen fertig sind. Wenn die alle so gemütlich kauen, dann überkommt mich schon manchmal so ein Gefühl, dass es ja eigentlich ungerecht ist, dass die alle so viel essen können und dürfen. Und ich soll mich beschränken, wo ich es doch bin, die die ganze Arbeit damit hat. Nein, denke ich dann manchmal, und futtere noch etwas in mich hinein. Ich sehe es mehr als ausgleichende Gerechtigkeit an.*«

Überlegen und beobachten Sie doch bitte, ob auch Sie im Essen eine ausgleichende Gerechtigkeit suchen. Gab es vor Ihren »Ballungszentren« lange Zeit nichts zu essen? Wenn Ihre letzte Mahlzeit länger als fünf oder sechs Stunden zurücklag und wenn diese Mahlzeit stark zuckerhaltig war, dann könnte auch eine *Hypoglykämie* (Unterzuckerung) hinter dem Zustandekommen Ihres Ballungszentrums stecken. Dann ist nämlich Ihr Blutzuckerspiegel abgefallen. Er wird in Grammprozent gemessen und bewegt sich normalerweise um die 100, er kann aber bis unter 60 abfallen. Dann spricht man von einer Unterzuckerung oder Hypoglykämie. Manche Menschen bekommen leichter Hypoglykämie als andere. Wenn es in der Familie Diabetes (Zuckerkrankheit) gibt, haben manchmal mehrere Familienmitglieder einen »labilen Blutzuckerspiegel«, das heißt, der Blutzuckerspiegel schwankt stark: Er geht schnell hoch und sinkt schnell ab. Wenn er oft und schnell absinkt, weil zum Beispiel das Hormon Insulin überschießend gebildet wird, dann wird der Zucker, der mit der Nahrung ins Blut geht, schnell gespeichert und auch in Fett umgewandelt. Und man bekommt schnell wieder starken Hunger. Dieser Mechanismus wird durch stark zuckerhaltige Mahlzeiten sehr verstärkt. Die Hypoglykämie löst Schweißausbrüche aus, Übelkeit, Herzrasen, Konzentrationsstörungen, Kopfschmerzen und – Heißhunger. Wenn Sie dann anfangen zu essen, schlingen Sie alles schnell in sich hinein, damit nur endlich der Blutzucker ansteigt und Sie sich wieder wohl fühlen. Wenn Sie wieder aufhören zu essen, ist Ihr Blutzucker zwar wieder normal, aber Sie haben Ihren Sattpunkt längst überschritten, weil Sie so angespannt, hungrig und gierig waren, dass sie ihn gar nicht mehr wahrnehmen konnten.

Hypoglykämien kann man vorbeugen, wenn man häufige, aber kleine Mahlzeiten einnimmt. Diese Mahlzeiten sollten dann auch Eiweiß und Fett enthalten und vor allem Kohlehydrate. Der Zuckeranteil sollte gering sein, und der Anteil an stärkehaltigen Kohlehydraten (Brot, Getreide, Kartoffeln, Nudeln, Reis) groß. Ein Käsebrot wird also Ihren Blutzuckerspiegel langsamer ansteigen und absinken lassen als eine Tüte

Unterzuckerung kann Schweißausbrüche, Übelkeit, Herzrasen, Konzentrationsstörungen, Kopfschmerzen und Heißhunger auslösen.

Bonbons. Es hält länger vor, sozusagen. Alles, was länger vorhält, ist »blutzuckergünstig«. Probieren Sie es aus.

Stefanie: »Weil ich immer befürchte, dass ich nicht mehr aufhören kann, wenn ich erst einmal angefangen habe zu essen, versuche ich möglichst nicht so häufig zu essen. Zwei Mahlzeiten wären mir am liebsten: morgens und abends. Aber ich halte es nicht so lange aus, meistens. Die langen Pausen versuche ich mit Kaffee und Zigaretten zu überbrücken. Das macht mich aber bis zum Abend völlig aufgedreht und hibbelig. Ich kann dann kaum noch stillsitzen. Und dann esse ich meist zu viel. Nicht nur weil ich einen Bärenhunger habe, sondern weil ich anders gar nicht zur Ruhe komme.«

Bei Stefanie können wir zwei Phänomene beobachten. Einmal wirken Kaffee und auch Nikotin auf den Sympathikusnerv. Der Körper reagiert darauf mit Herzklopfen, kalten Schweißausbrüchen, Zittern, Überaktivität, Nervosität. In einem solchen Zustand werden leicht die Stresshormone Adrenalin und Noradrenalin ausgeschüttet, die den Menschen auf Flucht oder Kampf vorbereiten. Das Blut wird in die Muskeln der Arme und Beine gepumpt (daher kann Stefanie nicht mehr stillsitzen), das Herz schlägt schneller (damit schnell viele Muskeln mit Blut versorgt werden können), das Denken wird blockiert (wenn ein Tiger vor einem steht oder ein Lastwagen auf der Autobahn kurz vor einem ausschert, kann man nicht lange überlegen, wie man reagieren soll), die Schmerzempfindlichkeit heruntergesetzt (deshalb spürt Stefanie ihre Körpersignale kaum), die Durchblutung der Haut gedrosselt, um eventuellen Blutverlust so klein wie möglich zu halten (man erblasst vor Schreck und bekommt kalte Hände und Füße). Dies ist das zweite Phänomen. Stefanie spürt keinen Hunger (die Magenfunktionen werden durch die Stresshor-

Das Zuvielessen nach Stress wird zum Automatismus. Es kommt zum Entspannungsessen.

mone eingeschränkt), sondern vor allem Durst. Mundtrockenheit ist ein weiteres Symptom der Adrenalinausschüttung (Alarmreaktion). Die Symptome der Hypoglykämie und der Adrenalinausschüttung ähneln sich sehr, bis auf den Heißhunger, der eigentlich nur bei der Unterzuckerung da ist. Da aber die Wahrnehmung der Körpersignale herabgesetzt ist, wird der Sattpunkt verpasst. Das Zuvielessen nach Stress wird zum Automatismus. Es kommt zum Entspannungsessen. Haben Sie einmal ein Baby an der Brust beobachtet? Es wird beim Saugen immer ruhiger, schläft irgendwann ein, und die Welt ist in Ordnung.

Aber: Der Adrenalinausstoß wird durch Stress und Angst ausgelöst. Solange beide Gefühle sehr stark sind, können die meisten Frauen nichts essen. Lassen Angst und Stress aber ein bisschen nach, bekommen viele Frauen »Hunger«. Das Essen dient als Beruhigungsmittel.

Beobachten Sie einmal, ob Sie sich beim »Entspannungsessen« am liebsten eine heile, friedliche Welt herbeikauen möchten. Das ist verständlich und normal. Und es funktioniert auch ein bisschen – zumindest die ersten fünf bis zehn Bissen lang. Da hat man noch das Gefühl, dass alles gut ist. Man lebt sozusagen aus dem Vollen.

Stefanie: »*Und wenn ich dann voller Gier viel zu viel in mich hineinschlinge, dann sage ich mir, dass ich aufhören muss. Dass es ohnehin bereits viel zu viel war und dass ich wieder versagt habe. Dann esse ich immer schneller, weil ich nicht aufhören möchte. Erst wenn ich kurz vor dem Platzen bin, höre ich auf. Dann bin ich deprimiert und zu nichts mehr fähig.*«

Stefanie kann nicht aufhören, weil sie ihren Sattpunkt nicht mehr spürt, da ihr Körper angespannt ist. Aber es gibt noch einen subtileren Grund, dass sie nicht aufhören kann. Wenn

Stefanie aufhört zu essen, macht sie sich gnadenlos fertig. Dies tut sie, unabhängig davon, ob sie 500 Kalorien zu viel gegessen hat oder 5000. Bei 5000 überschüssigen Kalorien »lohnt« es sich aber eher. Warum sollte sie also bereits bei 500 aufhören? Sie sehen, mit Selbstvorwürfen und Selbstbeschimpfungen machen Sie sich nur selbst Stress, den Sie dann wiederum mit Mehressen abbauen müssen.

Erste Hilfe bei Ballungszentren

1. Sichern Sie sich Ihre Portion vor dem Essen und sagen Sie sich immer wieder, dass Sie satt werden und dass genug da ist.
2. Stehen Sie nach der Mahlzeit vom Tisch auf und verlassen Sie möglichst das Zimmer, um nicht in Versuchung zu geraten.
3. Nehmen Sie häufige, kleine, ausgewogene Mahlzeiten ein, um der Unterzuckerung vorzubeugen.
4. Wenn Sie sehr angespannt sind, dann sollten Sie eine kleine Entspannungspause vor dem Essen machen. Legen Sie sich flach auf den Boden und beobachten Sie nur Ihren Atem, hören Sie Musik oder setzen Sie sich hin, schließen die Augen und denken Sie an etwas Schönes. Fünf bis zehn Minuten reichen.
5. Machen Sie sich niemals Vorwürfe, egal was und wie viel Sie gegessen haben. Wenn Sie zu viel essen, dann haben Sie immer Ihre Gründe. Und die gilt es zu finden.
6. Trinken Sie zwei Liter Flüssigkeit (möglichst Wasser, das kann Ihr Körper am besten aufnehmen) pro Tag. Im Sommer darf es auch noch ein Liter mehr sein. Vielleicht interpretieren Sie Durst als Hunger.

III

Wenn der Körper nach mehr verlangt

Kälte und Bewegung

Wann haben Sie mehr Hunger, im Sommer oder im Winter? Achtung, ich frage nicht, wann Sie mehr essen, sondern ich frage nach dem Bärenhunger. Den haben die meisten Leute eher im Winter. Ihr Körper muss seine normale Temperatur (um die 36,6° C) immer aufrechterhalten, egal ob draußen plus 35 oder minus 25 Grad herrschen. Bei *Kälte* verengen sich die Blutgefäße in der Haut, um einem Wärmeverlust vorzubeugen. Durch das Zittern wird Wärme produziert. Gleichzeitig schaltet der Körper seinen »Ofen« an: Der Stoffwechsel wird aktiviert, Kalorien (und Fett) werden verbrannt. Das macht Hunger. Nach Alaska ziehen ist auch keine echte Lösung – es sei denn ohne Heizung.

Ein anderer Hungermacher ist die vermehrte *Bewegung*. Vergessen Sie die alten Kalorientabellen, die Ihnen sagen wollten, wie viele Kalorien Sie mit einer Stunde Treppensteigen verbrauchen. Jeder Körper hat seine eigenen individuellen »Betriebsausgaben«. Ein großer, massiger Mann verbrennt bei der gleichen Arbeit mehr als eine zierliche Frau.

Noch mehr Hunger machen Kälte und Bewegung gleichzeitig. Es ist kein Zufall, dass das Käsefondue aus der Schweiz kommt. Allerdings hat ein hoher Kalorienverbrauch nicht immer großen Hunger zur Folge. Wenn Sie zum Beispiel Fieber haben, verbraucht Ihr Körper viel mehr, aber Ihr Appetit kann auf dem Nullpunkt sein, selbst wenn der Magen knurrt vor Hunger. Aber das ist eine andere Geschichte.

In den siebziger Jahren versuchten amerikanische Mediziner fettleibige Patienten schlank zu bekommen, indem sie sie für vier Wochen in ein Camp in Alaska transportierten. Die Patienten konnten gar nicht so viel essen, dass sie ihr altes Gewicht hätten halten können, und nahmen im Durchschnitt um die 10 kg ab. Aber: Als sie nach Hause zurückgekehrt waren, nahmen sie alles wieder zu und hatten innerhalb kurzer Zeit ihr altes Gewicht erreicht.

Einseitige Ernährung

Ich kannte eine Frau, die über viele Jahre hinweg täglich zwei Brezeln aß, sonst nichts. Am Wochenende bekam sie Heißhunger auf (nein, nicht auf Süßes!) Obst, Fleisch, Gemüse, Kartoffeln, Nudeln und Reis. Abgesehen davon, dass zwei Brezeln zu wenig sind und der Körper dieser Frau sich auch vor dem Verhungern schützen musste, griff hier noch ein anderer Mechanismus: Die Ernährung war so einseitig, dass sie zu einem Mangel an Mineralstoffen, Vitaminen und Spurenelementen hätte führen müssen. Da zog der Körper dieser Frau alle Register, um sie mehr essen zu lassen. Wenn mehr gegessen wird, ist die Chance größer, dass auch das Richtige dabei ist.

An einem Krankenhaus in Cleveland/Ohio gab es im Jahr 1926 einen Versuch mit mehreren ca. ein Jahr alten Babys.[2] Diese sollten ihr Essen selbst auswählen aus einem großen Angebot an tierischen und pflanzlichen Nahrungsmitteln (z.B. Milch, Obst, Fleisch, Gemüse, Getreide, Hähnchen, Fisch, Eier). Der Versuch lief bis zu einem Jahr (manche Mütter brachen vorher ab). Der Verzehr wurde protokolliert und die Nährstoffe berechnet. Das Ergebnis war, dass die von den Babys selbst zusammengestellte Ernährung optimal war, um Wachstum, Gewicht, Knochenentwicklung, Muskulatur und das Wohlfühlen zu fördern.

Wissenschaftler vermuten, dass es eine biologische Veranlagung gibt, die – wenn man sie nicht stört – eine bedarfsgerechte Ernährung anstrebt. Die Vorlieben der Kinder wechselten sich immer wieder ab. So war die Ernährung abwechslungsreich und ausgewogen – aber sie hatten nicht jeden Tag von allem etwas gegessen. Sie hatten ihre Vitamin- und Mineralienspeicher aufgefüllt – einen nach dem anderen. Leider geben die Autoren nicht an, ob auch Süßigkeiten angeboten wurden. Meine eigenen Erfahrungen mit Kindern und Süßigkeiten sind ebenfalls eindeutig: Wenn genügend gesunde Leckereien da sind, tritt der Süßigkeitenkonsum in den Hintergrund. Wenn nichts anderes greifbar ist, greift ein Kind zu dem, was da ist. Und Sie?

Schauen Sie bitte in Ihr Essprotokoll und fragen Sie sich:

➢ Wollte ich das Gegessene wirklich essen, oder habe ich es gedankenlos in mich hineingeschlungen?
➢ Esse ich oft dasselbe, um die Kontrolle über die Kalorien zu behalten?
➢ Esse ich bewusst einen Apfel, wenn ich Lust auf Schokolade hätte?

Hormonelle Schwankungen

Als Karin ihr Essprotokoll schrieb, stand sie kurz vor ihrer Menstruation. Wie wirken sich hormonelle Einflüsse auf unser Essverhalten aus?

Karin: »*Eigentlich habe ich schon längere Zeit beobachtet, dass ich immer so drei, vier Tage vor den Tagen hemmungslos essen könnte. Ich bin dann viel reizbarer, empfindlicher, weinerlicher als sonst. Irgendwie werde ich dann gar nicht mehr so richtig satt. Wenn meine Periode dann einsetzt, ist der Spuk sofort verschwunden und ich habe nicht mehr diesen Essdrang. Dann werde ich auch sonst wieder cooler.*«

Viele Frauen bekommen vor der Menstruation einen vermehrten Hunger auf Fettes und Süßes, manche auch auf Fettes und Salziges (z.B. Salami).

Circa zwei Tage nach dem Eisprung steigt der *Progesteronspiegel* an. Der *Östrogenspiegel* sinkt langsam ab. Aber nicht nur diese weiblichen Hormone verändern sich im Laufe des Monatszyklus, sondern es ist wohl so, dass auch der *Serotoninspiegel* allmählich absinkt. Serotonin ist ein so genannter Botenstoff im Gehirn, der Informationen von einer Gehirnzelle zur anderen transportiert. Steht das Serotonin hoch, dann fühlen wir uns ausgeglichen, ruhig, souverän. Außerdem ist der *Endorphinspiegel* (»Glückshormone«) in der zweiten Zyklushälfte niedriger, was dazu führt, dass wir uns eher träge, lustlos, müde und ausgelaugt fühlen. Wir werden schwerfälliger, reizbarer und können uns selbst nicht leiden. Bei vielen Frauen kommt es vor den Tagen zu einer Wassereinlagerung. Manche haben auch einen aufgetriebenen Bauch. Frauen, die sich täglich wiegen und ihre Laune vom jeweiligen Gewicht abhängig machen, glauben nun, sie hätten zugenommen. Und sie machen sich dann Vorwürfe, dass sie wieder einmal »unbeherrscht« gegessen haben. Dabei reicht eine salzige Mahlzeit bereits aus, um in dieser Zeit ein bis zwei Liter Wasser zu speichern (zur Erinnerung: Ein Liter Wasser wiegt ein Kilo). Meist verschwinden der

Der Griff zur Schokolade, den viele Frauen in der zweiten Zyklushälfte tun, ist gar nicht falsch. Zucker und Fett helfen gegen den Stimmungsabfall.

aufgetriebene Bauch und die Wasseransammlung in den ersten Tagen der Periode wieder.

Das Essen von Fettem und Süßem hat seinen tieferen Sinn: Zucker lässt das Serotonin ansteigen. Fett lässt die Endorphine ansteigen. Damit beugen wir mit Schokolade, Pralinen, Geleefrüchten und Konsorten dem weiteren Stimmungsabfall vor. Wir fühlen uns dann wieder fitter, aktiver, wacher, und unsere Laune steigt. Instinktiv haben wir mit dem Griff zur Schokolade das Richtige getan. Das heißt nicht, dass wir an solchen Tagen das Zeug tafelweise in uns hineinstopfen sollten, sondern einfach öfters eine kleine Menge. Diese Menge verarbeitet der Körper wieder, wenn wir uns – weil wir uns wieder fitter fühlen – mehr bewegen.

Der Eisprung

In den zwei Tagen um den Eisprung herum wird der weibliche Organismus von Hormonen und Endorphinen überschwemmt. Fortpflanzung ist angesagt. Und dafür tut die Natur einiges. Haut und Geschlechtsorgane sind besser durchblutet – wir spüren intensiver. Wir werden unternehmungslustiger, optimistischer (Pessimismus führt nicht zur Fortpflanzung), sogar unser Haar wird lockerer und formbarer, und das sexuelle Begehren und die Lust steigen an. Wir sind ein bisschen »high«. Eigentlich gibt es keinen Grund, warum Frauen jetzt vermehrt essen müssten. Oder doch?

Stefanie: »*Um die Zyklusmitte herum esse ich meist ziemlich viel. Nicht weil ich so viel Hunger hätte, sondern weil ich so unruhig bin. Ich sehne mich dann nach einem Partner, hätte Lust auf Sex. Sogar ei-*

nen Vibrator habe ich mir schon gekauft, der dann auch öfters zum Einsatz kommt. Aber es fehlt mir trotzdem etwas. Vielleicht ist es Berührung, Umarmung, Körperkontakt. Ich bin dann völlig frustriert und esse. Dann geht es mir kurze Zeit besser.«

Konflikte mit der Sexualität und/oder mit dem Partner können sich in der Zeit des Eisprungs verschärfen und damit Essdruck erzeugen. Besonders viele Seitensprünge finden in dieser Zeit statt. Wenn man bedenkt, was die Tierwelt für die Fortpflanzung so alles auf die Beine stellt, dann wundert einen beim Menschen nichts mehr. Und doch haben sowohl unsere Umwelt als auch wir selbst an uns den Anspruch, dass wir an jedem Tag des Zyklus gleich funktionieren sollen. Tun wir es nicht, gelten wir als launisch, unberechenbar und schwach. Na und? Wir sind Frauen und keine Roboter.

Dass der Körper in der Schwangerschaft und in der Stillzeit mehr verlangt, ist klar. Leider haben manche Frauen trotzdem den Anspruch, in diesen Zeiten das Mehr an Kalorien auf ein absolutes Minimum zu beschränken. Dann holt sich der Körper erst recht in Heißhungeranfällen, was er braucht. Schließlich muss er für zwei sorgen.

Auch die Pilleneinnahme führt bei manchen Frauen zu Heißhunger und Wassereinlagerungen. Da die Pille dem Körper eine Schwangerschaft vorspielt, reagiert er darauf wie auf eine Schwangerschaft: mit Speichern für Notzeiten. Auch reagieren manche Frauen mit Stimmungsschwankungen auf die Pille. Und Stimmungsschwankungen kann man ebenfalls mit Mehressen zu Leibe rücken.

Schlafmangel

Untersuchen Sie einmal Ihr Essprotokoll daraufhin, ob die »Ballungszentren« von Müdigkeit ausgelöst wurden. Bei Schlafmangel versucht man, seinen Energiemangel durch Nahrung auszugleichen. Das funktioniert auch kurzfristig: Man wird wieder fitter und aufmerksamer. Leider hält das Essen als Muntermacher nicht lange vor. Die zusätzlich aufgenommene Kalorienmenge »lohnt« nicht den Effekt. Nicht jeder kann ein stundenlanges Mittagsschläfchen halten, darum geht es auch nicht. Es geht darum, sich eine Pause zu gönnen, und wenn es nur zehn Minuten sind. Wer ein Entspannungstraining gelernt hat, ist jetzt gut dran: Autogenes Training, Yoga, Meditation bringen einen schnell wieder ins innere Gleichgewicht. Und dann kann man sich immer noch überlegen, welche Anforderungen man heute abschütteln könnte. Slow go, heißt die Devise, eins nach dem anderen. In welcher Jahreszeit haben Sie Ihr Essprotokoll geschrieben? Essen Sie im Winter eher mehr als im Sommer? Wenn ja, so hat dies nicht nur mit der Kälte und einem erhöhten Kalorienbedarf zu tun, sondern mit einem abfallenden Serotoninspiegel. Dieser sinkt leider nicht nur in der zweiten Zyklushälfte, sondern auch, wenn die Tage kürzer werden. Uns fehlt das Licht. Bei Dunkelheit zerfällt das Serotonin. Licht sorgt dafür, dass das Serotonin nicht abfällt, Zucker baut den Serotoninspiegel wieder auf. Depressionen, Alkoholkonsum und Zucker-/Schokoladenkonsum sind in den nördlichen Ländern weiter verbreitet als im Süden. In den langen Nächten brauchen wir Stimmungsaufheller. Besonders Frauen sind meiner Erfahrung nach für diese Art von Gute-Laune-Essen anfällig. Manche sinken von ihrem gesamten Lebensgefühl her im Winter in ein tiefes Loch.

Im Winter fehlt uns das Licht. Der Serotoninspiegel sinkt, und mit ihm die Stimmung.

Winterschlafdepression

Wenn die Tage kürzer werden und die Temperaturen absinken, wissen Bären, Igel, Eichhörnchen und andere Tiere, dass es Zeit ist für den Winterschlaf. Das Tier zieht sich in seine Höhle zurück, schläft, und alle Körperfunktionen werden heruntergesetzt. Alles geht auf Sparflamme. Wie haben unsere Vorfahren den Winter erlebt? Die Höhlenbewohner haben sich wahrscheinlich zurückgezogen, viel geschlafen und auf bessere Zeiten gewartet.

Karin: »*Bei mir fängt es kurz vor Weihnachten an. Dann kommt der ganze Adventsstress mit Plätzchen backen, dekorieren, Weihnachtsfeiern, Geschenke aussuchen und basteln. Genau dann gehe ich psychisch in den Keller. Alles geht mir viel schwerer von der Hand. Am liebsten würde ich wegfahren und erst nach Weihnachten wieder zurückkommen. Ich esse dann mehr, trinke mehr Alkohol und Kaffee und schlafe viel länger als im Sommer. Eigentlich werde ich gar nicht richtig wach. Und dann nehme ich auch immer ein paar Kilo zu im Winter. Da kann ich machen, was ich will.*«

Das ist typisch für eine Winterschlafdepression. Auch Alkohol hemmt den Serotoninabbau. Dies ist einer der Gründe, warum er vor allem abends getrunken wird. Und im Winter. Aber auch Kaffee hebt den Serotoninspiegel und damit die Laune. Morgens nach dem Aufstehen ist das Serotonin am niedrigsten – dann brauchen wir Kaffee oder Tee (dieser enthält Teein, das ähnlich wirkt wie das Coffein) und essen Brot mit Marmelade. **Die Zauberformel gegen Winterdepressionen heißt: Bewegung und Licht.** Das hebt die Laune und macht uns fit für den Tag. Zucker, Alkohol, Kaffee und Tee sind als Stimmungsmacher in Ordnung – solange sie in Maßen genossen werden. Überprüfen Sie in Ihrem Essprotokoll Ihren Genussmittelkonsum. Alkohol setzt die Hemmschwelle für Essanfälle herab. Kaffee und Tee in großer Menge drehen Sie so auf, dass Sie zur Beruhigung wiederum essen müssen. Wir haben gesehen, dass es für den Menschen und insbesondere für Frauen wichtig ist, ihren Serotoninspiegel hoch zu halten. Sie fragen sich jetzt wahrscheinlich, ob es auch andere Möglichkeiten gibt, dies zu tun, ohne Zucker und ohne Genussmittel. Die gibt es. Die Zauberformel heißt: Bewegung und Licht.

Wie Sie Ihre Stimmung verbessern können

Karin: »Mir geht es erst wieder deutlich und dauerhaft besser, wenn so im März/April die Tage länger werden. Dann drängt es mich zum Frühjahrsputz. Ich habe Lust, Zimmer, Schränke und Ablagen zu entrümpeln, die Gardinen zu waschen, mich mit den Kindern an der frischen Luft zu bewegen, den Garten neu zu gestalten. Das Essen spielt dann nicht mehr die Rolle wie im Winter. Dann gibt es knackige Salate, frisches Gemüse, Obst, Milchprodukte. Ich habe allgemein mehr Energie, verabrede mich mit Leuten, rede mehr mit den Nachbarn. Den ganzen Sommer lang ist es so, als ob ich mit den Türen und Fenstern auch mein Herz öffnen würde.«

Die Tage werden länger und das Licht wird intensiver. Wir bekommen wieder Lust, »Frühlingsgefühle« in jeder Hinsicht. Können wir ein Stück Frühling und Sommer in die kalte, dunkle Jahreszeit hinüberretten? In den USA, wo man die »Seasonal Affective Disorder« (Winterschlafdepression) bereits länger kennt, gibt es für Betroffene die *Lichttherapie*. Ein gleißend heller Sommertag hat bis zu 100.000 Lux Lichtstärke, ein wolkenverhangener Wintertag gerade mal 4.000 Lux. Menschen reagieren unterschiedlich stark auf den Lichtmangel im Winter. Nach meiner Erfahrung reagieren besonders Frauen stark auf weniger Licht. Versuchspersonen wurden zu unterschiedlichen Tageszeiten und mit unterschiedlichen Expositionszeiten mit Lampen bestrahlt, die das Spektrum des Sonnenlichtes enthielten (True-lite-Leuchtstoffröhren). Die Erfolge waren verblüffend, und als beste Bestrahlungszeit und -dauer erwiesen sich die Stunden von sechs bis acht Uhr morgens.[3] Solche Vollspektrumlampen gibt es auch bei uns. Vielleicht genügt aber auch in vielen Fällen ein regelmäßiger Besuch im Solarium. Manche Frauen berichten, dass es ihnen bereits besser geht, wenn sie im Winter hellere Glühbirnen in die Lampen drehen. Andere sagen, dass die UV-Lampen, mit denen sie ihre Blumen bestrahlen, auch ihnen helfen. Amerikanische Wissenschaftler raten Betroffenen zur Einrichtung eines »Frühlingszimmers«. Dieses sollte möglichst nach Süden liegen und in hellen freundlichen Farben gehalten werden. Für die Wände empfehlen sie ein abgetöntes Weiß, für die Dekoration den dosierten Einsatz der Farben Rot, Gelb und Orange. Die Luftfeuchtigkeit in diesem Zimmer sollte relativ hoch sein. Dafür sollten viele Pflanzen sorgen. Auch ein Wintergarten wäre als Frühlingszimmer ideal. Das Zimmer sollte nur sparsam möbliert sein, so dass man Luft hat zum Durchatmen.

Andere Stimmungsmacher sind Zitronen- und Lavendelöl, gute Musik und Tanzen zu flotten Rhythmen. Ein ganz simples Mittel, den Kreislauf in Schwung zu bringen, ist das frühe Aufstehen. Dann steigt der Serotoninspiegel früher wieder an.

Duftöle, Tanzen, ein Besuch im Solarium oder die Einrichtung eines »Frühlingszimmers« können helfen, die Stimmung in der dunklen Jahreszeit zu verbessern.

Bewegung an der frischen Luft

Regelmäßige Bewegung macht fit, lebendig, wach, ausgeglichen und kreativ. Die Wahrnehmung wird intensiver und der Heißhunger verschwindet.

Wenn Sie sich langsam über eine lange Strecke bewegen (»Walking«, schnelles Gehen z.B.), setzt Ihr Körper Endorphine frei, die körpereigenen Schmerzmittel und Highmacher. Diese werden nur freigesetzt, wenn sich das Abrackern über einen längeren Zeitraum hinzieht. Sie sollten sich nach Expertenempfehlungen dreimal pro Woche eine Dreiviertelstunde flott bewegen. Dass Laufen euphorisch machen kann, beobachtete man zuerst bei Marathonläufern, die sogar wundgelaufene Fußsohlen ignorierten (»runner's high«).

Den Endorphinausstoß erkennen Sie an Ihrer neuen Fitness, Lebendigkeit, Wachheit, Ausgeglichenheit, plötzlichen Kreativität und dem Sprudeln neuer Ideen. Man könnte stundenlang weiterlaufen oder weitertrainieren. Alle Sinne werden belebt und Farben werden intensiver wahrgenommen. Heißhunger verschwindet. Der Blutzuckerspiegel stabilisiert sich, Stimmungsschwankungen treten seltener auf, Schlafprobleme erledigen sich. Sie bekommen Lust auf gesunde Nahrung. Aber überschreiten Sie Ihre Grenzen nicht! Trainieren Sie nur jeden zweiten Tag, da Ihre Muskeln, Gelenke und Ihr Herz sich erholen müssen. Wenn Sie sich überfordern, schaltet Ihr Körper den Stoffwechsel wieder auf Sparflamme, und dann haben sie keine Lust mehr auf Bewegung. Ein toller, aber durchaus von den meisten gewünschter Nebeneffekt ist eine langsame Straffung der Figur. Es wird nämlich Fettgewebe in Muskelmasse umgebaut. Sie sollten beim Sport aber darauf achten, dass Sie nicht aus der Puste kommen, denn die gleichmäßige und ununterbrochene Sauerstoff-

Sie sollten darauf achten, dass Sie nicht aus der Puste kommen, denn die gleichmäßige und ununterbrochene Sauerstoffversorgung ist nötig, um jene Enzyme freizusetzen, die für die Fettverbrennung gebraucht werden.

versorgung ist nötig, um jene Enzyme freizusetzen, die für die Fettverbrennung gebraucht werden. Günstig sind alle Sportarten, bei denen Sie tief und gleichmäßig atmen müssen: Gehen, Joggen, Rad fahren, Aerobic.

Und wenn es doch nicht so einfach ist?

Nun haben Sie bereits einen großen Teil der Auswertung hinter sich und bestimmt viele neue Erkenntnisse gewonnen. Sie haben Anregungen für die Schaffung sofortiger Abhilfe bei »Ballungszentren« bekommen, die durch Hypoglykämie, durch Futterneid, durch zuviel Adrenalin im Blut und durch einen Serotoninabfall entstehen. Experimentieren Sie mit diesen relativ einfachen, eher technischen Vorschlägen. Sie werden vielleicht die Erfahrung machen, dass Sie einige Heißhungeranfälle erstaunlich schnell in den Griff bekommen. Angenommen, Sie haben dafür gesorgt, dass Ihr Serotoninspiegel hoch ist, stehen vom Zyklus her in einer ausgeglichenen Phase, stehen gleich vom Tisch auf, wenn Sie satt sind, haben genug getrunken und hatten auch vor Beginn der Mahlzeit keine Hypoglykämie – und bekommen dennoch einen Heißhungeranfall. Jetzt wird es spannend! Ich habe aus über hundert Patientinnenakten die häufigsten psychischen Auslöser herausgesucht und gefunden.

Die meisten Auslöser für das Zuvielessen und das Vielzuvielessen sind psychischer Natur.

Schauen Sie zunächst in Ihr Essprotokoll. Welche Farben überwiegen bei den Auslösern in der Rubrik: *Vor dem Essen*? Für welche Gefühle stehen diese Farben bei Ihnen? Gibt es immer wieder ein bestimmtes Gefühl, das Sie gar nicht aushalten können und immer wieder mit drei Stück Kuchen totkriegen wollen?

IV

Seelische Gründe fürs Zuvielessen

Der erste (gute?) Grund, sich den Mund zu stopfen: Wut

Karin: »*Abends möchte ich, dass meine Kinder ihre Spielsachen in die Kisten aufräumen. Sie sollen um 20 Uhr ins Bett gehen, und ich fange dann so gegen 18.30 Uhr mit den Ritualen an: aufräumen, Schlafanzug anziehen, waschen, Zähne putzen, Geschichte vorlesen, Licht aus. Dieses Aufräumen zieht sich dann aber so lange hin, dass ich anfange, selbst die Sachen in die Kisten zu packen. Hinterher habe ich das Gefühl, alles bleibt an mir hängen. Sonst kümmert sich keiner.*

Ich motze und schimpfe dann mit den Kindern. Aber letzten Endes räume ich fast alles selbst auf. Und dann ärgere ich mich nicht nur über die Kinder, sondern auch über mich selbst, weil ich so unbeherrscht esse.«

Karin ist nicht bewusst, dass sie wütend ist. Sie spürt Unmut über die Ungerechtigkeit in der Welt, weil die »Dreckarbeit immer an den Müttern hängen bleibt«. Regelmäßig isst Karin dann beim Abendessen zu viel, und wenn die Kinder im Bett sind, noch einmal. An ihrem überarbeiteten Mann hat sie keine große Stütze, er ist eher wie ein drittes Kind, das ebenfalls seine Versorgungsansprüche und Streicheleinheiten einfordert. Karin schimpft zwar, aber sie glaubt nicht an ihre Macht, etwas verändern zu können. Bei ihr ist die reale oder vermeintliche Ohnmacht die Hauptquelle für die Wut. Das zeigt sich auch im Umgang mit ihrem Mann.

Karin: »*Ulf hat seinen Beruf, und der ist das Wichtigste in seinem Leben. Er kommt und geht, wann er will. Er geht auf Fortbildungen und macht unzählige Überstunden, ohne auch nur ein einziges Mal auf den Gedanken zu kommen, dass ich an einem solchen Tag selbst etwas vorhaben könnte. Und ich habe ja inzwischen auch nichts mehr vor.*

*Ich reagiere nur noch. Wenn Ulf dann meine Figur kritisiert, bin ich
ganz klein und glaube, ich bin an allem schuld. Wenn ich schlank
wäre, dann wäre ich für ihn attraktiver, und dann käme er auch häufiger früher nach Hause.«*

Karin stopft sich die Wut hinunter, und für die Folgen, die Gewichtszunahme, kritisiert sie sich selbst,
und ihr Mann kritisiert sie auch. Plötzlich ist dann das
Gewicht das Problem. Auf diesem Nebenschauplatz
kann man sich dann unendlich lange tummeln. Die
nicht ausgesprochene Wut führt zum Essen, das Essen macht dick, das Dicksein macht Schuldgefühle.
Perfekt, oder? Nach außen hin sind sie eine glückliche
Familie. Aber es gibt noch subtilere Wut, die Essdruck
macht.

**Ohnmachtsge-
fühle machen
wütend, die Wut
führt zum Essen,
Essen macht
dick, und Dick-
sein macht
Schuldgefühle –
ein teuflischer
Kreislauf.**

*Stefanie: »Neulich hatte ich mich mit meiner alten Schulfreundin
Svenia verabredet. Die ganze Schulzeit über waren wir ein Herz und
eine Seele. Wir trafen uns dann an dem Abend in einer Kneipe. Sie erzählte viel von sich. Svenia studiert Kunstgeschichte. Und sie redete
von ihren Exkursionen, von den Leuten an der Uni. Irgendwann kam
ein Studienkollege von ihr an den Tisch, und dann unterhielten wir
uns zu dritt. Es war ein unterhaltsamer Abend. Aber als ich nach
Hause kam, aß ich mich so hemmungslos voll wie schon lange nicht
mehr.«*

Mit Stefanie machte ich eine einfache Übung. Sie sollte die
Augen schließen und sich diese Szene nochmals wie einen
Film vor ihr geistiges Auge holen. Und dann sollte sie, während sie alle Einzelheiten erzählte, immer auf ihre Körperge-
fühle achten. Bereits als die imaginäre Svenia die Kneipe be-
trat, zog sich Stefanies Herz kurz zusammen, ihre Knie
wurden leicht weich und sie bekam Herzklopfen. Zunächst

deutete sie es als Freude über das Wiedersehen. Svenia war locker und unkompliziert. Sie redete und erzählte munter drauf los. Stefanie wurde immer kleiner, innerlich. Dann bestellten sich die beiden Frauen etwas zu essen. Stefanie wollte einen Salat mit Baguette, Svenia orderte Pizza. Svenia aß mit gutem Appetit, Stefanie stocherte im Essen herum (ein Zeichen für zu viel Adrenalin, also Alarmreaktion). Stefanie kam kaum zu Wort. In der Übung fühlte Stefanie, dass sie sich minderwertig, unbeholfen, dumm vorkam im Vergleich zu der tollen, von sich restlos überzeugten Svenia. Was hatte sie als Sekretärin schon zu erzählen? Sie machte keine Exkursionen, hatte keine tollen, anregenden Gespräche mit intelligenten Kommilitonen. Sie musste tun, was andere sagten. Ohne Widerrede. Stefanie merkte, dass sie eigentlich mit Svenia nicht mehr auf derselben Wellenlänge war. Svenia war nicht mehr die Busenfreundin von früher. Im Grunde hatten sie sich nichts mehr zu sagen. Svenia stellte sich dar und Stefanie fühlte sich als Publikum missbraucht. Wenn sie dies in der realen Situation gemerkt hätte, wäre es sehr schmerzhaft gewesen. Dann kam der Studienkollege an den Tisch. In der Übung stellte sich dann heraus, dass die Unterhaltung vorwiegend zwischen Svenia und dem Mann ablief und Stefanie so ziemlich ausgeklammert war. Stefanie widmete sich dann ihrem Salat. Blatt für Blatt kaute sie langsam. Geschmeckt hat sie nicht viel. Erst in der Übung kamen dann die wahren Gefühle dieser Szene ans Licht:

Viele Frauen schützen sich mit dem Essen vor schmerzlichen Erkenntnissen – sie schlucken sie buchstäblich runter.

➢ *Enttäuschung,* weil eine alte Freundschaft sich verändert hatte;

➢ *Scham,* weil sie sich so minderwertig und dumm vorkam;

➢ *Angst,* die Freundin zu verlieren;

➢ *Frustration,* weil sie keine Nähe herstellen konnte;

➢ *Wut,* weil Svenia sich so in Szene setzte;
➢ *Wut,* weil Svenia sich nicht für Stefanie interessierte;
➢ *Wut,* weil Svenia sich nicht von ihrem Kollegen abgrenzte und zeigte, dass sie sich mit Stefanie unterhalten wollte.

Diese Gefühle lösten in Stefanie während der Übung einen ungeheuren Schmerz aus. Sie weinte hemmungslos. Die Wut ging zurück, die Trauer um die wohl verlorene Freundschaft überwog. In der Realität aber hatte Stefanie sich »zugefressen« und ihre Illusion über den »unterhaltsamen Abend« behalten. Das kann man nur, wenn man seinen Geist vernebelt. Stefanie hat sich in die eigene Tasche gelogen. So kann sie sich weiterhin sagen, dass sie sich mit Svenia doch gut versteht. Uralte, beste Freundinnen. Episoden dieser Art kommen häufig vor. Und alle Frauen, die mit Vielessen darauf reagieren, reden sich ein, sie wüssten nicht, warum. Sie schützen sich vor einer schmerzlichen Erkenntnis: der Erkenntnis, dass Beziehungen und alle lebenden Systeme sich verändern.

»Leben heißt den Gürtel enger schnallen und die Gefahr suchen«, meint der kretische Dichter Nikos Katzanzakis.

Und dass nicht jeder Abend mit der Freundin »toll« ist. Stefanie und viele andere Menschen möchten die Zustände auf einem Optimum festfrieren. Nur so und so dürfen die Dinge sein, alles andere ist schlecht oder bedrohlich. Sie kommen nicht damit zurecht, dass nichts bleibt, wie es ist. Das Statische ist berechenbar, und das gibt Halt. Aber Halt heißt Stopp. Stopp zu jeder Entwicklung. »Leben heißt den Gürtel enger schnallen und die Gefahr suchen«, sagte Nikos Katzanzakis, ein kretischer Dichter.

Hinzufügen könnte man: »Und dabei muss man die Angst aushalten.« Diese beschäftigt uns im nächsten Kapitel. Karin hat noch eine andere Art von Wut erlebt, die vielen Frauen mit Essproblemen zu schaffen macht:

»Meine Mutter wohnt nur drei Straßen von uns entfernt. Sie ist nicht gut zu Fuß. Da ich ja zu Hause bin, meint sie, ich hätte immer Zeit, sie zu chauffieren. Meine Einwände, dass ich anderes zu tun habe, fegt sie vom Tisch mit der Begründung, dass sie drei Kinder großgezogen habe und dazu noch ihre Eltern pflegen musste. Wenn ich sie dann fahre, weiß sie alles besser. Obwohl sie keinen Führerschein hat, redet sie bei allem mit. Sie achtet auf meine Geschwindigkeit, ermahnt mich, langsamer zu fahren. Fahre ich dann langsamer, meint sie, ich solle überholen. Sie nervt mich total, aber ich schaffe es nicht, mich zu wehren. Wenn ich sie herumkutschiere, habe ich so eine Wut im Bauch, dass ich hinterher essen muss. Noch schlimmer ist es allerdings, wenn ich mal Nein sage und auch dabei bleibe. Dann bekomme ich so starke Schuldgefühle, dass ich noch mehr essen muss.«

Karin schafft es nicht sich abzugrenzen. Die Mutter arbeitet ganz klar mit Schuldgefühlen, aber warum hält es die Tochter nicht aus, einfach mal die »Böse« zu sein?

Karin: »Als ich klein war, war meine Mutter oft sehr depressiv. Sie führte mit meinem Vater eine Streitehe, und ich musste immer auf ihrer Seite sein, Mutters kleine Verbündete. Später wurde daraus Mutters kleiner Lakai. Nur wenn ich genau das tat, was meine Mutter verlangte, war sie mir wohlgesonnen. Wenn ich meinen eigenen Kopf hatte, dann hat sie tagelang nicht mit mir gesprochen und mich nicht beachtet. Irgendwann entschuldigte ich mich dann bei ihr, obwohl ich gar keine ›Schuld‹ hatte. Gnädig nahm sie dann die Entschuldigung an und ich bekam wenigstens wieder Beachtung und Kontakt.«

Karin durfte keine offene Wut zeigen. Und sie durfte auch keinen »eigenen Kopf« haben. Sie entwickelte als Überlebensstrategie: nett, freundlich und gefügig zu sein nach außen und die Wut mit sich selbst abzumachen. Aber was kann ein kleines Mädchen mit seiner Wut machen, die es nicht herausschreien kann? Es kann seine Puppen kaputtmachen, den Kopf gegen die Wand schlagen, sich depressiv in seine Traumwelt verziehen und/oder sich vollfressen. Karin wählte die Traumwelt und das Essen. Jetzt ist Karin erwachsen und hat Macht. Sie kann sich entscheiden, Nein zu sagen. Sie muss aber die Schuldgefühle aushalten. Und sie muss die Vorstellung, dass sie eine brave Tochter ist, begraben. Zumindest zeitweise.

Nett, freundlich und gefügig sein – das ist eine typisch weibliche Überlebensstrategie.

Warum wir Wut wegstopfen

Wut ist häufig mit anderen Gefühlen gekoppelt. Da die wenigsten Frauen dazu erzogen worden sind, ihre Wut offen zu zeigen (»böse« zu sein), ist sie ganz besonders oft mit Schuldgefühlen gekoppelt. Auch Angst und Ohnmacht gehen häufig mit einer Wut einher. Depressionen sind oft gegen sich selbst gerichtete Wut. Wenn eine Frau nicht gelernt hat, verschiedene Grade der Wut wahrzunehmen, dann hat sie bereits bei kleiner Wut Angst, dass diese riesengroß werden könnte.

Karin: »*Wenn ich meine Wut erst einmal herauslasse, dann befürchte ich, dass ich alles kurz und klein schlage. Sie ist dann so unbändig groß, dass ich rot sehe. Das möchte ich auf keinen Fall, denn wenn ich etwas kaputtmachen würde, dann täte es mir hinterher Leid. Ich weiß nicht, was ich mehr fürchte, die Zerstörungswut oder die Schuldgefühle.*«

Ein anderer Grund, Wut nicht zu zeigen, ist die Angst, nicht mehr geliebt zu werden. Dazu gehört auch die Befürchtung, einen schlechten Eindruck zu machen, das Gesicht zu verlieren oder dem eigenen Image zu schaden. Diese Art der Wut wird von tieferen Ängsten gesteuert: Trennungsängsten und

Viele Frauen zeigen ihre Wut nicht, weil sie Angst haben, das Gesicht zu verlieren, einen schlechten Eindruck zu machen oder nicht mehr geliebt zu werden.

Existenzängsten. Meist haben diese Ängste ihren Ursprung in der frühen Kindheit und können nicht im Do-it-yourself-Verfahren ausgeräumt werden. Eine Psychotherapie könnte angezeigt sein. Auf jeden Fall aber harte Arbeit an sich selbst.

Margret, eine 26-jährige Krankenschwester, bereits seit zwei Jahren in Psychotherapie, hat die verdeckte Art der Wut am eigenen Leib erfahren: »*Früher dachte ich, ich sei überhaupt nie wütend. Ich funktionierte im Krankenhaus und zu Hause. Immer hilfsbereit, immer freundlich. Das Wort ›nein‹ gab es kaum. Aber ich aß immer viel. Irgendwann wog ich 80 kg und beschloss abzunehmen. Wie üblich machte ich eine Diät nach der anderen – und nahm alles wieder zu. Bei einem erneuten Anlauf war ein Bewegungsprogramm dabei. Ich ging also schwimmen. Nie im Leben hätte ich mich vorher bei diesem Gewicht ins Bad getraut. Nun wagte ich diesen Schritt mit zwei anderen abnahmewilligen Frauen. Ich getraute mich sogar, vom Drei-Meter-Brett zu springen. Als ich in der Warteschlange hinter dem Brett stand, hörte ich plötzlich, wie ein circa neunjähriger Junge zu seinem Freund sagte: »Schau mal die Fette da, wenn die reinplumpst, schwappt das Becken über.« Mein Herz fing an zu rasen, ich wäre am liebsten umgekehrt und hätte mich versteckt vor Scham. Weglaufen, das war immer meine Masche gewesen. Dann hätte ich mich bis auf die Knochen blamiert. Da ich bereits fünf Kilo abgenommen hatte, war mein Selbstwertgefühl an diesem Nachmittag nicht ganz unten. Und noch auf dem Brett spürte ich plötzlich Wut. Euch zeige ich es, dachte ich. Ich stampfte beim Gehen, und meine Wut wuchs unermesslich. Ich spürte eine enorme Kraft. An der Spitze des Brettes federte ich mich kurz ab, und dann machte ich einen gigantischen Salto. Von ferne hörte ich Oh-Rufe und jemand klatschte. Ein solcher Salto war mir noch nie gelungen. Der Aufprall war schmerzhaft, da ich leicht schräg auf dem Bauch aufkam. Als ich wieder auftauchte, fühlte ich die enorme Kraft immer noch in mir. Ich guckte nach den Jungen. Sie standen noch auf der Leiter zum Brett. Als ich sie ansah, schauten sie weg. Ich wartete, bis der erste gesprungen war, und als er aus dem Wasser kam, schnappte ich ihn mir. Er wollte weglaufen. Ich hielt ihn fest und sagte ihm, dass ich genau gehört hätte, was er über mich gesagt habe. Er wurde knallrot und entschuldigte sich. Da ließ ich ihn wieder los. Früher hätte ich ganz anders reagiert. Ich hätte mich isoliert, mich selbst beschimpft, weil ich so dick bin, und hätte mich mit Essen getröstet. Diesmal brauchte ich keinen Trost. Auf dem Nachhauseweg fühlte ich zum ersten Mal, was ich mir antat, wenn ich mich vollaß anstatt mich zu wehren. Und ich fühlte Wut auf mich selbst. Aber auch zu Hause musste ich an diesem Tag nichts mehr in mich hineinschlingen. Es war, als wäre ein Programm zu Ende.«*

Scham und Schuldgefühle hindern einen daran, die Wut zu fühlen. Man glaubt sich im Unrecht und wehrt sich nicht.

Der andere Umgang mit der Wut

Natürlich gibt es kein einfaches Mittel, wie man »anders« mit Wut umgehen kann. Wenn Sie Wut mit Essen wegstopfen, kann man annehmen, dass Sie sich von der Wut bedroht fühlen. Dass sie Ihnen Angst macht. Durch einen eventuellen Essanfall lenken Sie dann alle Aggressionen auf sich und Ihr Essverhalten. Dies führt dazu, dass Sie sich Ihre Beziehungen zu anderen Menschen nicht genau ansehen müssen. Und dass Sie nichts verändern müssen. Auch Ihre Umwelt hat Interesse daran, dass Sie die Alte bleiben. Dass Sie weiterhin lieb, nett, pflegeleicht und hilfsbereit sind und nicht etwa renitent, eigensinnig und aufmüpfig. Wenn Sie schon in der Lage sind, allmähliche Imageverluste auszuhalten, dann können Sie anfangen, Ihr Wutessen zu hinterfragen. Sind Sie bereit zu einer Veränderung im Umgang mit anderen? Gut, dann tun Sie die ersten Schritte:

1. Wenn Sie wissen, dass dieser Essanfall durch Wut, Groll, Ärger, Zorn oder Frustration ausgelöst wurde, dann schieben Sie das Essen fünf Minuten auf oder halten im Essen inne und überlegen:
   ➢ Was genau macht mich an der Situation wütend?
   ➢ Um was geht es wirklich?
   ➢ Was denke und was fühle ich?
   ➢ Was möchte ich erreichen?
   ➢ Wer ist wofür verantwortlich?
   ➢ Was genau möchte ich eigentlich verändern?

Die Antworten auf diese Fragen sind nicht so einfach, wie es den Anschein hat. Oft sind einem die Antworten nicht klar und nicht bewusst. Das Wegschlucken unserer Wut schützt uns.

2. Überlegen Sie, wovor das Hinunterschlucken der Wut Sie schützt:
   ➢ Müssten Sie jemanden enttäuschen?
   ➢ Müssten Sie jemandem wehtun?
   ➢ Könnten Sie die Wahrheit (z.B. dass der andere auch Groll gegen Sie hegt) nicht ertragen?
   ➢ Fürchten Sie, dass andere Sie nicht mehr mögen?
   ➢ Werden Sie aufgrund Ihrer Leistungen geliebt und fürchten nun, fallen gelassen zu werden, wenn Sie aufmüpfig werden?

3. Wenn Sie wissen, auf wen Sie wütend sind, dann schlagen Sie mit den Fäusten auf ein Sofa oder Bett ein und schreien Sie dem Polster alles »ins Gesicht«, was Sie dieser Person

nicht zu sagen wagen. Als Soforthilfe gegen das Hinunterschlucken von Nahrungsmitteln ist diese Technik geeig-
net, nicht aber als langfristige Problemlösung.

4. Es ist bereits ein großer Fortschritt, wenn Sie kleine
   Schritte machen. Wenn Sie also das nächste Mal von einer
   Verkäuferin in der Warteschlange übergangen werden
   und die Verkäuferin darauf aufmerksam machen können,
   dann ist das eine reife Leistung.

5. Erkennen Sie die größten Wutkiller: Angst, Schuldgefühle
   und Selbstzweifel.
   Wenn Ihre Essattacken vor allem durch Wut verquickt mit
   den Wutkillern ausgelöst werden, dann sollten Sie professionelle Hilfe suchen. Mit der Hilfe einer Therapeutin kommen Sie an Ihre dunklen Ecken schneller und besser heran,
   und Sie haben in ihr eine Art Geländer, an dem Sie sich
   durch den Sumpf bewegen können. Eine weibliche Therapeutin hat – wie Sie – eine Sozialisation als Frau hinter sich
   und kennt sich in den Fallgruben des »Nettseins« aus.

Der zweite (gute?) Grund, sich den Mund zu stopfen: Angst

Schauen Sie bitte in Ihr Essprotokoll, wie oft Ihre »Ballungszentren« durch Angst ausgelöst wurden. Was für eine Angst
war es? War sie mit Wut vermischt? War es »pure« Angst?
Wenn es überhaupt pure Angst (oder überhaupt ein »pures«
Gefühl) gibt, dann könnte man z.B. die Prüfungsangst dazu-
zählen. Wenn man weiß, dass man in einer Woche eine grö-

ßere Prüfung zu bestreiten hat, dann kann man sich zur Beruhigung vollstopfen. Wenn man kein Essproblem und keine Figurprobleme hat und die »Essanfälle« nach der Prüfung völlig vergessen sind, dann kann dies schon einmal ein sinnvolles Verhalten sein. Es hilft und lullt ein. Aber bereits die »pure« Prüfungsangst kann sich aus einem Bündel anderer Ängste zusammensetzen: aus der Angst zu versagen, der Angst vor Autoritäten, der Angst, nicht gut genug zu sein. Wenn man Begriffe wie Angst oder Wut genauer anschaut, werden sie unendlich komplex und zerfließen ineinander wie Aquarellfarben.

Karin: »Bei mir wurden einige Essanfälle durch die Wut auf Mann und Kinder ausgelöst. Bei genauerem Hinsehen ist es aber komplexer. Hinter meiner Wut auf meinen Mann steckt eben auch Angst. Was würde passieren, wenn ich meinem Mann ins Gesicht sagen könnte, dass ich keine Lust habe, immer und ewig der Diener der Familie zu sein? Ich glaube, er hätte überhaupt kein Verständnis für meine Lage. Er meint, ich hätte es doch gut. Ich könne meine Zeit frei einteilen, könne nachmittags auch mal ins Schwimmbad gehen, brauche mir keine Sorgen zu machen, wo die Kohle herkommt. Für ihn klingt das ideal, aber für meine Argumente hat er kein Ohr. Und ich weiß auch, warum nicht: Er befürchtet, dass er mich entlasten muss. Dabei kann er nur verlieren. An Zeit und Energie, meine ich. Der Vorteil wäre, dass er seine Kinder auf eine ganz neue Art und Weise kennen lernen würde.«

Karin spürt, dass sie nicht verstanden, nicht ernst genommen und nicht respektiert wird. Dies ist der größte Teil ihrer Frustration. Sie spürt nicht nur Wut, sondern auch Ohnmacht, Verletzbarkeit, Hoffnungslosigkeit. Und die Angst, dass es immer so weitergehen wird. Karin ist grundsätzlich unzufrieden, hoffnungslos und frustriert. Warum kann sie es nicht genießen, zu Hause zu bleiben und ihre Kinder großzuziehen? Karin muss sich selbst nach dem abgebrochenen Medizinstudium beweisen, dass sie keine Versagerin ist. Sie muss beweisen, dass sie viel leistet. Sie selbst wertet ihre Arbeit als Mutter und Hausfrau ab. Sie nennt sie »Dreckarbeit«. Es macht ihr verständlichen Kummer, dass sie kein eigenes Geld und keine gesellschaftliche Anerkennung hat. Wäre sie fertige Ärztin gewesen und hätte schon ein paar Jahre im Krankenhaus gearbeitet, dann hätte sie sich vielleicht eher auf den Rückzug in die Familie gefreut.

Die häufigsten Ängste, die zu Stolpersteinen beim Zuvielessen werden, sind

➢ die Angst zu versagen,
➢ die Angst vor Erwartungen anderer,
➢ die Angst, nicht ernst genommen zu werden,
➢ Trennungsangst,
➢ Verlustangst.

Wenn Sie merken, dass Sie mit sich und Ihrem Leben häufig unzufrieden sind, dann sollten Sie Ihre Ansprüche an sich selbst und Ihre Umwelt einmal genauer unter die Lupe nehmen.

➢ Wie müsste Ihr Leben aussehen, damit Sie zufrieden wären?
➢ Wobei müssen Sie perfekt sein?
➢ Spielt Scham in Ihrem Leben eine große Rolle?
➢ Was wäre, wenn Sie Leute enttäuschen müssten?

Die Angst vor der Angst

Angst ist ein unerträgliches Gefühl. Der Mensch tut viel, um sie nicht spüren zu müssen: Er betäubt sich mit Alkohol, mit Drogen, mit Essen, mit Sex, mit Liebesaffären, mit Lügen und mit Bravsein. Die Nebenwirkungen der Betäubungsmittel sind oft schlimmer als die ursprüngliche Angst. Was aber steckt hinter der Angst zu versagen, der Angst, Erwartungen anderer nicht zu erfüllen, der Angst, nicht ernst genommen zu werden? Es ist die Scham. Tief beschämt zu werden ist noch unerträglicher als Angst. Bis auf die Knochen blamiert zu sein – wer hätte es nicht erfahren als Kind? Und alle lachen über einen. Keiner mag mich mehr, so denkt das Kind. Und ganz schnell sind sie da, die Trennungsangst und die Verlustangst. Wenn wir nicht gut genug sind, dann werden wir nicht mehr geliebt. Der Umkehrschluss ist: Wir werden nur geliebt, wenn wir »gut genug« sind. Das heißt aber auch, wenn wir geliebt werden wollen, brauchen wir nur gut zu sein. Dies ist die Logik eines Kindes im »Omnipotenzstadium«. Kinder denken zum Beispiel: »Wenn ich brav gewesen wäre, dann hätten sich Mami und Papi nicht scheiden lassen.«

Margret: *»Meine Eltern haben sich früher viel gestritten. Mein Vater war fürchterlich jähzornig und drohte, uns alle umzubringen und das Haus anzuzünden. Bei Krächen verzog ich mich in mein Zimmer und weinte. Es war immer ganz furchtbar und ich wusste mir keinen Rat. Mein Vater ging dann meist als erster ins Bett. Dann schlich ich mich zu meiner Mutter ins Wohnzimmer und tröstete sie. Meist war ja meine Erziehung der Streitpunkt, und ich hätte alles getan, um die Dinge wieder gut zu machen. Ich fing dann an, Beschwichtigungsverhalten an den Tag zu legen. Ich gehorchte aufs Wort, spülte freiwillig das Geschirr, lernte für die Schule und hatte gute Noten, blieb nachmittags bei Mutter zu Hause, anstatt mit*

Freundinnen zu spielen. Meine eigenen Bedürfnisse, das habe ich in meiner Therapie gelernt, habe ich in dieser Zeit so gründlich verleugnet, dass ich sie bis heute noch nicht ganz wiederentdeckt habe. Später wurde ich dann richtig pflegeleicht. Es zählten nur die anderen und deren Bedürfnisse. Ich selbst wusste gar nicht, wer ich war und was ich wollte. Und meine Krankenschwesternausbildung war dann die Krönung dieses Lebensmusters. Meine eigene Batterie habe ich dann mit Essen aufgeladen.«

Margret gehört zu den Leuten, die unter Stress und Spannung einen kühlen Kopf behalten, organisieren, planen, zupacken. Sie funktioniert so gut, weil sie weder ihre Grenzen noch ihre Wünsche wahrnimmt. Wenn sie funktioniert, hat sie alles im Griff. Und darum geht es ihr. Als Kind war sie glücklich, wenn der Vater die Familie am Leben und das Haus unbeschädigt ließ. Sie lernte: Wenn ich mich gut verhalte, dann passiert nichts Schlimmes. Ob es tatsächlich so war oder nicht, ist unwichtig. Margret schrieb sich die Macht zu, mit dem eigenen Wohlverhalten das Verhalten und die Gefühle anderer zu steuern.

Wenn man glaubt, das eigene Wohlverhalten habe zu dem erwünschten Verhalten der anderen geführt, dann glaubt man auch, dass die Welt untergeht, wenn man weniger Wohlverhalten an den Tag legt.

Kennen Sie Ihre eigenen »Katastrophenphantasien«?

➢ Was wäre, wenn Sie nicht mehr so »nett« wären?
➢ Wer wäre enttäuscht von Ihnen?
➢ Wessen Enttäuschung wäre besonders schlimm?
➢ Was gibt mir Halt und Sicherheit im Leben?

➤ Was wäre, wenn mir dieser Halt entzogen würde? Vielleicht sind Sie Ihren schlimmsten Ängsten ein bisschen auf die Spur gekommen.

➤ Haben Sie Angst, ganz alleine, ungeliebt, einsam und krank Ihr weiteres Dasein fristen zu müssen?

➤ Löst der Gedanke an Ihre Ängste Essdruck aus?

Typisch weibliche Strategien gegen die Angst

➤ Frauen suchen bei Angst mehr Nähe in der Beziehung und versuchen über ihre Gefühle zu sprechen.

➤ Sie haben den Anspruch an andere, dass diese auch über ihre Gefühle sprechen sollten (was oft zu Konflikten führt).

➤ Wenn ein Familienmitglied sich zurückziehen möchte oder Zeit für sich braucht, fühlen sich Frauen oft persönlich gekränkt.

➤ Frauen nehmen sich selbst oft als »zu abhängig« oder als »zu sehr klammernd« in Beziehungen wahr.

➤ Frauen beklagen, dass ihre Partner keine Nähe aushalten/ auf Distanz gehen.

➤ Manche Frauen neigen bei Stress/Angst dazu, alles kontrollieren und über andere bestimmen zu wollen.

➤ Dieselben Frauen mischen sich in die Angelegenheiten anderer ein und lassen sie nicht ihre eigenen Erfahrungen machen.

➤ Manchen Frauen fällt es dann schwer, »Schwächen«, Verletzbarkeit und Bedürftigkeit zu zeigen.

➤ Diese Frauen haben sich immer unter Kontrolle, sind cool und kompetent.

➤ Viele Frauen kümmern sich unablässig um das Wohl und Wehe ihrer Familie und verlieren ihre eigenen Lebensziele aus den Augen.

➤ Andere Frauen wiederum reagieren auf Lebensängste, indem sie hilflos, dumm und »weibchenhaft« werden und sich eine starke Schulter zum Anlehnen suchen.

➤ Wieder andere Frauen stürzen sich ins Putzen und Waschen. Sie gönnen sich keine Minute Ruhe, um nicht zum Nachdenken zu kommen.

Erkennen Sie eigene Muster? Das ist nicht weiter schlimm, da jeder Mensch seine eigenen Strategien gegen die Angst entwickelt hat. Problematisch werden diese Strategien nur, wenn sie unflexibel, starr und zwanghaft geworden sind. Und wenn Sie mit Ihrer Umwelt deswegen Probleme bekommen. Auch wenn Sie merken, dass ein Verhaltensmuster Sie völlig erschöpft (z.B. das Putzen oder das Abschotten von Gefühlen), sollten Sie professionelle Hilfe suchen.

Der Angst ins Auge blicken

Seine Ängste zu erkennen, sie zuzulassen und allmählich angstbesetzte Verhaltensweisen trotz der Angst durchzuführen, das ist die hohe Kunst.

Margret: *»Früher habe ich recht starr gelebt. Ich fuhr immer denselben Weg zur Arbeit, aß nur eine beschränkte Anzahl von Lebensmitteln, ging immer in dieselben Läden, kaufte immer die gleichen Zeitschriften. Alles hatte seine Regeln. Ich hatte meine Sicherheit. Aber ich war unzufrieden, weil alles so vorhersehbar war. In der Therapie musste ich mich mit meinen Ängsten auseinandersetzen. Ich fing an, Dinge zu variieren: einen Tag ging ich ohne Make-up, an einem anderen Tag fuhr ich einen anderen Weg zur Arbeit. Ich kochte neue Gerichte, ging in andere Läden, erkundete einen anderen Stadtteil, fuhr sogar mit Stadtplan bewaffnet in eine fremde Stadt und ging dort in eine fremde*

Kneipe. Jedes Mal musste ich kleinere Ängste überwinden. Mit der Zeit waren früher angstbesetzte Dinge, wie z.B. fremde Kneipen, nicht mehr so schlimm. Diesen Prozess möchte ich immer weiter fortführen.«

Schauen auch Sie Ihr Essprotokoll nach Ängsten durch, die Essdruck erzeugen. Fassen Sie sich ein Herz und machen Sie ganz kleine Schritte, aber viele unermüdliche. Und: Klopfen Sie sich nicht nur für spektakuläre Erfolge auf die Schulter, sondern loben Sie sich für Ihren Mut, weil Sie Ihre Angst überwunden haben. Kein Mensch ist ohne Angst, und das ist auch gut so. Ängste warnen und schützen uns vor Verletzung und Gefahr. Wenn Sie sich den kleinen Ängsten des Alltags besser stellen können, gehen Sie auch mit den großen Ängsten (Verlustangst, Existenzangst) anders um. Sie werden Vertrauen entwickelt haben, Vertrauen in Ihre Kräfte, in Ihre Kreativität, in Ihre Fähigkeiten, das Richtige zum richtigen Zeitpunkt zu tun und die richtigen Leute zu treffen. Was an Angst noch übrig bleibt (Angst vor Krankheit und Tod), gehört zum Leben.

Ein paar praktische Ratschläge

- ➢ Seien Sie heute nicht so pflegeleicht wie sonst.
- ➢ Verteilen Sie heute mindestens ein Nein (oder zwei).
- ➢ Gehen Sie heute auf eine Erwartung von außen nicht ein.
- ➢ Wenn Sie etwas geärgert hat, dann sagen Sie in sachlichem, aber bestimmtem Ton der betreffenden Person, was Sie wütend gemacht hat.
- ➢ Riskieren Sie heute, eine andere Meinung zu haben als eine Ihnen wichtige Person.
- ➢ Planen Sie manche Aktivitäten nur für sich, unabhängig davon, ob jemand Sie begleitet.

Der dritte (gute?) Grund, sich den Mund zu stopfen: Ohnmacht

Schauen Sie bitte in Ihr Essprotokoll, ob als Auslöser für Vielessen »Ohnmacht« vorkommt. Bei Karin kam »Ohnmacht« einmal vor, bei Stefanie nicht. Ohnmacht ist eigentlich kein Gefühl, sondern meist eine Mischung aus Angst und Wut. Ohnmacht impliziert Ausweglosigkeit, Stillhalten, Hilflosigkeit. Ohnmacht wurde im Laufe des Lebens gelernt. Wie? Dazu eine Geschichte:

In den siebziger Jahren wollte eine Forschergruppe um den amerikanischen Psychologen Martin Seligman beweisen, dass Depression erlernt wird. Sie setzten zwei Gruppen von Hunden in Käfige und verabreichten ihnen schmerzhafte Elektroschocks (über die Ethik solcher Versuche machten sie sich wohl noch keine Gedanken). Die eine Gruppe von Hunden konnte einen Hebel betätigen und sich sofort befreien. Die andere Gruppe war hilflos ausgeliefert. Die erste Gruppe befreite sich, wenn die Schocks begannen, und zeigte hinterher keine Verhaltensstörungen. Die Gruppe, die sich nicht befreien konnte, legte sich auf den Boden der Käfige und winselte. Wenn die Schocks aufhörten, blieben die Hunde verunsichert, entwickelten mit der Zeit Magengeschwüre und wurden depressiv.

Seligman wollte nun die experimentell erzeugte Depression wieder »löschen«. Er setzte jetzt die depressiven Hunde in die Käfige mit dem Türöffner. Aber zu seiner Überraschung öffnete kein einziger Hund die Türe, sondern alle legten sich winselnd auf den Boden und warteten ab, bis die Qual vorbei war. Er zeigte dann

> Wenn man keinen Ausweg aus belastenden Situationen sieht, führt das zu Resignation und gelernter Hilflosigkeit. Doch was man gelernt hat, kann man auch wieder verlernen.

den Hunden den Hebel – und das Ergebnis war wieder das passive Erdulden der Elektroschocks. Erst als die Hunde aus dem Käfig getragen wurden und fühlten, dass es einen Ausweg gab, schafften sie es, wieder Mut und Hoffnung zu schöpfen und zu handeln. Seligman machte noch viele weitere Experimente, sowohl mit Tieren als auch mit Menschen. Das Ergebnis war: Wenn man keinen Ausweg aus einer belastenden Situation sieht, führt dies zu Resignation und gelernter Hilflosigkeit.[4] Den Begriff Depression verwende ich hier nicht, da es verschiedene Arten von Depression gibt. Für Seligman sind gelernte Hilflosigkeit und gelernte Hoffnungslosigkeit der Stoff, aus dem »reaktive Depressionen« gestrickt sind. Angenommen, die ausgelieferten Hunde hätten etwas zu fressen im Käfig, würden sich während der Elektroschocks den Bauch vollschlagen und könnten sich damit etwas betäuben. Wäre dies eine »sinnvolle« Reaktion? Diese Reaktion wäre nicht sinnvoll in Bezug auf das Finden einer Lösung. Sie wäre sehr sinnvoll in Bezug auf die Reduzierung des Leidensdrucks.

Schauen wir uns noch einmal Karins Essprotokoll an. Um 17.15 Uhr ruft Ulf, ihr Mann, an, dass es heute mal wieder später wird. Karin fühlt sich ohnmächtig. Später beim Abendessen ist sie gereizt. Sie hält still und frisst ihren Ärger in sich hinein. Als Ulf dann ihr Essverhalten kritisiert, lenkt sie die Wut gegen sich selbst. Gegen sich selbst gerichtete Wut aber löst wiederum depressive Gefühle aus, also Hilflosigkeit und Hoffnungslosigkeit.

Karin: *»Wenn ich meinen Groll angesprochen hätte – wie schon so viele Male vorher –, dann hätte er sich sofort von meinen Ansprüchen erschlagen gefühlt. Er hat den ganzen Tag mit den Ansprüchen und Bedürfnissen seiner Patienten zu tun. Da soll die Familie am Abend* *nicht auch noch Ärger machen. So habe ich eben den Mund gehalten und mich still vor mich hin geärgert.«*

Offensichtlich sah Karin an diesem Abend nur zwei Möglichkeiten: entweder Ansprüche an ihren Mann zu stellen oder stillzuhalten und alles hinunterzuschlucken. Darf sie gar keine anderen Möglichkeiten sehen? Muss ihr Mann für ihr Wohlergehen sorgen?

Theoretisch könnte sie:
➢ für den Abend einen Babysitter nehmen und sich mit Freundinnen verabreden,
➢ mit anderen Müttern von kleinen Kindern einen Babysitterdienst organisieren, damit jede mal frei hat,
➢ an einem Abend, an dem sie frei hat, einen Italienischkurs besuchen, nähen lernen, ins Theater gehen, in eine Selbsthilfegruppe gehen, zu einer Lesung gehen, ins Konzert gehen, Sport machen oder in eine Kneipe gehen.

Warum macht Karin das alles nicht?

Warten – worauf?

Karin wartet. Worauf? Sie weiß es nicht. Margret hat damit bereits Erfahrungen gemacht und sieht das »Warten« inzwischen klarer.

»In der Zeit, als ich viel aß, pflegeleicht war und es jedem recht machen wollte, merkte ich, dass ich mit mir selbst nichts anzufangen wusste. Es dauerte lange, bis ich in der Therapie dahinter kam, dass es etwas mit tabuisierter Eigenmächtigkeit zu tun hatte. In meinem Elternhaus musste ich bei fast jeder Handlung fragen, ob ich ›darf‹. Ob

ich etwas essen darf, ob ich meine Jacke ausziehen darf, ob ich kurz in den Garten gehen darf, ob ich meine Hausaufgaben später machen darf, ob ich fernsehen darf, ob ich noch aufbleiben darf, ob ich Süßigkeiten haben darf, ob ich vom Tisch aufstehen darf, ob ich aufs Gymnasium darf, ob ich Taschengeld bekomme. Dass ich nicht noch fragen musste, ob ich zur Toilette gehen darf, ist fast ein Wunder. Alles wurde überwacht, kontrolliert und kommentiert. Was ich wollte, war unwichtig. Es hieß, Kinder werden nicht gefragt, die haben zu gehorchen. Und gehorchen habe ich dann ja auch gelernt, besser, als mir gut tat. Erst als ich lernte, meine Bedürfnisse zu erkennen, zu spüren und sie ernst zu nehmen, gelangte ich zu mehr Egoismus, Eigenmächtigkeit, aber auch zu der Verantwortung für mein Wohlergehen. Vorher konnte ich sagen, meine Eltern sind schuld, die haben mich nicht gehen lassen. Heute bin nur noch ich selbst schuld, wenn ich stillhalte und nicht handle.«

Die Negativspirale der Ohnmacht

> Wenn man Männer und Frauen ihre eigenen Leistungen einschätzen lässt, dann überschätzen sich die Männer regelmäßig und die Frauen unterschätzen sich. Das heißt, Frauen schneiden gewöhnlich besser ab, als sie selbst denken.

Ein Kind wie Margret, das überkontrolliert und überbehütet wird, kann kaum lernen, eigene Entscheidungen zu treffen und eigene Erfahrungen zu machen. So entwickelt sie auch keinen Glauben an ihre eigene Stärke, an ihre Effizienz und an ihre Intelligenz. Sie wird sich also auch keine guten Leistungen zutrauen. Man hat Männer und Frauen im Hinblick auf ihre Leistungsvorhersagen für bestimmte neue Aufgaben verglichen. Männer überschätzten ihre Ergebnisse regelmäßig, Frauen unterschätzten diese. Das heißt, Frauen schnitten bei den Aufgaben viel besser ab, als sie für sich selbst vorausgesagt hatten. Männer haben auch einen anderen Stil der Schuldzuweisung: Sie machen eher die anderen dafür verantwortlich, wenn etwas schief läuft, Frauen machen sich selbst verantwortlich und werten sich dadurch ab. Ich will nun nicht den männlichen, »verantwortungslosen« Erklärungsstil gutheißen. Sicherlich liegt der beste Erklärungsstil irgendwo in der Mitte: Teils war Pech dabei, die Umstände waren nicht günstig, und dann kommt noch ein Eigenanteil dazu, den man aber auch ganz genau analysieren muss. Nicht nach dem Motto: »Ich bin eine Versagerin«, sondern: »Das ging schief. Ich war nicht in Hochform. Jetzt versuche ich's nochmal, aber diesmal mache ich Punkt zwei und drei anders.«

Angenommen, in Ihrem Essprotokoll steht »Zu viel gegessen. Ich bin eine Versagerin, ich schaffe es nie, schlank zu werden.« Lassen Sie diese Äußerung auf sich wirken. Macht sie Sie hilflos und deprimiert? Es ist dann besser, genau hinzuschauen, welches Gefühl ich in diesem Moment nicht aushalten konnte und mit Essen wegstopfen musste. Wenn ich dieses Gefühl nicht anders zu bewältigen lerne, dann wird es mich immer wieder von hinten packen und an den Futternapf treiben. Also haben Selbstvorwürfe und Selbstabwertungen keinen Sinn. Im Gegenteil, sie machen erneut Essdruck. Wenn man selbst glaubt, dass man eine Aufgabe nicht schaffen kann, und sich deswegen als dumm bezeichnet, dann sinkt das eigene Selbstwertgefühl. Durch das niedrige Selbstwertgefühl und die geringe Erwartung an das Ergebnis einer Aufgabe sinkt die Motivation, es zu versuchen. Dies führt dazu, dass man bei Widerständen schnell aufgibt. Und dann hat man wieder den Beweis, dass man es ja doch nicht kann. Das Selbstwertgefühl und die Leistungserwartungen sinken noch weiter. Man versucht es dann gar nicht mehr. Ausreden werden gefunden, die Aufgaben werden aufgeschoben. Es wird nicht mehr nachgehakt oder verhandelt. Man trifft auch keine Entscheidungen mehr, sondern schiebt alles immer weiter hinaus und meidet alles, was mit der speziellen Aufgabe zu tun hat.

Gelernte Hilflosigkeit und Ohnmacht sind im Spiel, wenn Sie

➢ wichtige Arbeiten immer wieder »grundlos« hinausschieben;
➢ keine Entscheidungen mehr treffen, sondern alles laufen lassen;
➢ zwischen Depression und Panik schwanken bezüglich der zu erledigenden Aufgabe;
➢ bei Widerständen gleich aufgeben, keine Ausdauer und kein Durchhaltevermögen an den Tag legen;
➢ keinerlei Risiko eingehen wollen (»entweder so oder gar nicht«);
➢ sich nicht verschiedene Lösungen einfallen lassen, sondern daran kleben, »wie es gehen müsste«;
➢ den Anspruch haben, in Ihrem Leben müsste alles leicht gehen;
➢ nicht mehr kämpfen, sondern gute Miene zum bösen Spiel machen nach außen, sich innerlich aber als armes Opfer sehen;
➢ jammern und schimpfen, aber nicht handeln.

Wie wird man »eigenmächtig«?

Wenn man seit seiner frühen Kindheit die Macht für das eigene Wohlergehen immer an andere delegiert hat, kann man sie dann zurückholen?

Ein kluger Mensch sagte einmal: Erwachsen werden heißt Grenzen überschreiten. Es heißt, ungehorsam sein, »böse« sein, etwas riskieren, respektlos sein, Dinge hinterfragen und sie ganz anders machen, als »man« sie macht. Kurz: Seine eigenen Erfahrungen machen, auch wenn man dabei bittere

Erfahrungen macht. Genau diese Erfahrungen wollen einem »wohlmeinende« Menschen ersparen. Sicherheit, Berechenbarkeit, Kontrollierbarkeit gehen ihnen über alles.

Hatten Sie solche »wohlmeinenden« Eltern? War in Ihrer Kindheit alles, was Spaß machte, zu gefährlich? Rad fahren, Baden im See, Eislaufen, Weggehen, Klettern auf hohe Bäume? Es gibt sechsjährige Kinder, die noch keine Erfahrung im Umgang mit einem Messer gemacht haben. Mädchen werden oft noch mehr (über-)behütet als Jungen. »*Wieso willst du denn nach Korsika in Urlaub fahren? Wir fahren doch auch nicht in Urlaub. Das kostet eine Stange Geld, dort ist es heiß, und die Leute aus dem Zeltlager kennst du kaum. Wer weiß, was dir dort alles passieren kann*«, so argumentierten Karins Eltern, als sie mit 17 Jahren in ein Zeltlager nach Frankreich fahren wollte. Sie hatte sich die 700 DM durch Prospekte-Verteilen selbst verdient, der Urlaub kostete also nicht das Geld der Eltern. Mit schweren Schuldgefühlen fuhr Karin nach Korsika. Dort war es so, wie die Eltern es »prophezeit« hatten: Karin fand schwer Kontakt, sie war viel allein, wusste nichts mit sich anzufangen. Und sie dachte immer wieder an die Eltern zu Hause, die später sagen würden: »*Siehst du, wir haben es dir ja gleich gesagt. Wärst du doch zu Hause geblieben.*«

Die Scham bei Karin war so groß, dass sie anfing, Essen in sich hineinzustopfen. Danach machte sie sich noch mehr herunter und isolierte sich noch mehr. Nach den Ferien hatte sie fünf Kilo zugenommen und insgesamt einen Horrorurlaub verbracht. Karin hatte nur negative, hilflos machende Botschaften von ihren Eltern in den Urlaub mitgenommen. Am liebsten wäre es ihnen gewesen, wenn die Tochter in ihrer Obhut geblieben wäre, wenn sie alles hätten kontrollieren können, wenn sie keine Erfahrungen gemacht hätte. Leider hat Karin keine positiven Ermutigungen mitbekommen. Die

Erwachsen werden heißt Grenzen überschreiten. Es heißt, seine eigenen Erfahrungen zu machen, auch wenn es bittere Erfahrungen sind.

Um »eigen-
mächtig« zu
werden, müssen
wir lernen, unsere
Bedürfnisse zu
spüren und sie
auch gegen die
Widerstände der
Umwelt zu
befriedigen.

Eltern hätten sie loben können, weil sie sich das Geld für den Urlaub erarbeitet hat. Sie hätten sie bewundern können, weil sie es wagte, alleine in der fast unbekannten Gruppe ins Ausland zu reisen. Sie hätten sie ermutigen können, sich an Leute in der Gruppe anzuschließen, Sport zu machen, Ausflüge mitzumachen. Sie hätten ihr empfehlen können, ein paar gute Bücher mitzunehmen für den Fall, dass es mal langweilig wird. Sie hätten ihr ein paar Gesellschaftsspiele zustecken können, damit sie Leute zum Spielen einladen kann (das schafft Kurzweil und Kontakt). Karin hatte vor allem das Gefühl mitbekommen, dass sie keinen positiven Einfluss auf die Gestaltung ihres Urlaubes hat.

Dann musste eben das Essen den Urlaub versüßen. Aber das ist keine Dauerlösung. Karin hat sich die eigenmächtigen Streifzüge inzwischen gründlich abgewöhnt. Jetzt muss sie sich wieder aufraffen, von sich aus aktiv zu werden. Und Karin muss lernen, für sich selbst die unterstützenden Eltern zu werden, die sie als Kind nicht gehabt hat. Um »eigenmächtig« zu werden, müssen wir wieder lernen, unsere Bedürfnisse zu spüren und diese auch gegen die Widerstände der Umwelt zu befriedigen.

Meist sind einem die Situationen, in denen man sich ohnmächtig verhält und die Verantwortung für das eigene Wohlergehen abgibt, gar nicht bewusst, da sie so eng mit der weiblichen Erziehung verbunden sind. Es sind oft Situationen, in denen man sich zurückhält, sich opfert, Rücksicht nimmt, auf andere wartet, wo man nicht egoistisch, undankbar oder egozentrisch erscheinen mag. Lesen Sie zu diesem Thema Bücher, besprechen Sie sich mit anderen Frauen und experimentieren Sie mit Macht. Mit Eigenmacht. Und warten Sie nicht mehr. Treffen Sie Ihre Entscheidungen und handeln Sie. Tun Sie's gleich!

Strategien gegen die Ohnmacht

1. Schließen Sie die Augen und sinnen Sie nach, ob es etwas gibt, was Sie gerne machen würden, es sich aber nicht zutrauen, z.B. in die Disco gehen, ein Instrument lernen, allein in Urlaub fahren etc. Stellen Sie sich diese Aktivität in allen Einzelheiten vor. Wie fühlen Sie sich? Stellen Sie sich dann vor, Ihre Eltern kommen dazu und freuen sich mit Ihnen und sind stolz auf Sie. Wie geht es Ihnen jetzt?

2. Melden Sie sich zu einem Kurs an der Volkshochschule oder einer anderen Einrichtung an, und belegen Sie genau das, was Sie sich vorher nicht zutrauten oder nicht zugestanden.

3. Kontrollieren Sie Ihre Körperhaltung. Gehen Sie aufrecht, schauen Sie den Leuten ins Gesicht, reden Sie laut und deutlich.

4. Sagen Sie sich immer wieder »Ich will und ich kann«.

5. Lassen Sie Ihre Wünsche, Bedürfnisse, Impulse (auch ganz verrückte) zu. Schwelgen Sie und stellen Sie sich detailliert vor, wie Sie Ihre Wünsche ausleben.

6. Suchen Sie sich – wenn es alleine noch zu schwierig ist – eine Freundin, die mitmacht.

7. Zwingen Sie sich zu Aktivitäten. Sie müssen erst einmal die Erfahrung machen, dass Sie selbst für Ihr Wohlergehen sorgen können – genau wie die Hunde, die aus dem Käfig getragen werden mussten, um zu glauben, dass sie den Schocks entkommen konnten.

8. Wenn Sie wieder einen Essanfall bekommen, anstatt sich bei der Volkshochschule anzumelden, dann schieben Sie das Essen so lange wie möglich hinaus. Und versprechen Sie sich, dass Sie morgen ganz bestimmt zur Anmeldung gehen.

9. Loben Sie sich bereits für sehr kleine Schritte. Bedenken Sie: Alles ist ein Fortschritt, was sich vom Stillhalten und Warten wegbewegt.
10. Fragen Sie nicht mehr so viel, sondern überlegen Sie lieber selbst eine Antwort.

Der vierte (gute?) Grund, sich den Mund zu stopfen: Einsamkeit

Einsamkeit hat mit Alleinsein nichts zu tun. Man kann sich alleine pudelwohl fühlen, wenn man mit sich etwas anzufangen weiß. Trotzdem fühlen sich Menschen, die alleine wohnen, auch hin und wieder mal einsam. Oder sie langweilen sich. Alle diese Zustände können zum Zuvielessen verlocken. Zugegeben.

Aber: Einsamkeit ist anders. Einsamkeit ist Isolation, Ungeborgenheit, Ausgeschlossensein. Man glaubt, nicht mehr anerkannt, gebraucht und akzeptiert zu werden.

Diesen Zustand kennt fast jeder von uns, zeitweise. Aber es gibt auch chronische Einsamkeit, die mit Depressionen einhergeht, meist auch mit Selbstentfremdung, negativem Selbstwertgefühl und pessimistischen, selbstschädigenden Einstellungen.

Karin: »*Ich scheue mich, mit den Müttern aus der Spielgruppe oder vom Spielplatz näheren Kontakt aufzunehmen, weil ich oft nicht weiß, was ich mit ihnen reden soll. Ihre Themen sind die Kinder, die Kinder und nochmals die Kinder. Vielleicht noch, wo man was billig einkaufen kann. Und wenn um fünf Uhr der Mann heimkommt, müssen sie alle ganz schnell nach Hause und das Essen auf den Tisch bringen. Das finde ich schrecklich und so möchte ich nicht sein. Das kann doch nicht alles im Leben gewesen sein!«*

Abgesehen davon, dass Karin noch gar keine anderen Themen angeschnitten hat, gibt es mit Sicherheit auch Frauen, die sich noch für andere Themen interessieren. Aber: Karin gibt schnell auf. Wenn es nicht auf Anhieb klappt, ist es keinen zweiten Versuch wert. Karin neigt auch dazu, andere Frauen abzuwerten. Sie sieht sie eher als Konkurrenz denn als Gefährtinnen und Verbündete. Karin ahnt, dass dies aus ihrer Kindheit kommt.

Karin: *»Wenn wir früher Besuch bekamen, dann immer nur von Verwandten. Nachbarn besuchten uns nie, ›fremde‹ Leute auch nicht, und wir Kinder durften auch nur selten andere Kinder mit nach Hause bringen. Wenn sonntags Besuch erwartet wurde, hat meine Mutter unter der Woche das Sonntagsessen schon einmal zur Probe gekocht, damit es dann beim großen Auftritt ja auch gelingt. Es ging nur darum, die Verwandtschaft zu beeindrucken. Am großen Tag dann wurde die ganze Wohnung geputzt, eine ungeheure Hektik entfaltet, der Tisch wurde bombastisch gedeckt, die Kinder wurden herausgeputzt. Am Tisch wurde nur angegeben. Wir Kinder mussten unsere Rollen dabei spielen, mussten artig und höflich sein. Wir saßen dann längere Zeit auf unseren Stühlen, durften aber nach dem Essen raus. Wahrscheinlich, weil meine Eltern Angst hatten, dass wir zu viel hätten erzählen können. Meine Mutter war nur damit beschäftigt, das Essen zu servieren, nachzulegen, einzuschenken. Mein Vater erzählte weitschweifig, und es war irgendwie ungemütlich. So angespannt. Wenn der Besuch dann nach zwei mühsamen Stunden wieder aus dem Haus war, kam das Schlimmste: dann wurde über die ganze Verwandtschaft hergezogen. Dann kamen die ganzen alten Erbschaftskamellen auf den Tisch. Neid, Hass, Eifersucht und Missgunst, weil Tante Gustl meine Eltern im Testament so schlecht bedacht hatte, kamen un-*

gefiltert an die Oberfläche. Wir Kinder wollten das nicht hören und standen fassungslos vor so viel Falschheit.«

Die »tolle« Familie

In Karins Familie wurde nach außen ein bestimmtes Image aufgebaut: Wir sind die Erfolgreichen. Die, die sich ein schönes Zuhause leisten können. Die, die alle drei Jahre ein neues Auto kaufen. Die mit den gut erzogenen Kindern, dem sauberen Haus und dem gepflegten Garten. Die tolle Familie eben mit den tollen Kindern. Und wie es hinter dieser Fassade aussieht, geht keinen etwas an. Über Gefühle wurde nie geredet. Wer Gefühle hatte, der war schwach. Und wer schwach war, der wurde verachtet.

Wer Gefühle hatte, der war schwach.

In Karins Familie war jeder einsam. Nicht weil er oder sie alleine gewesen wäre oder sich gelangweilt hätte, sondern weil alle ihre Bedürftigkeit und Verletzlichkeit mit sich selbst abmachen mussten. Besonders Kinder sind damit völlig überfordert. Sie versuchen, »trotzdem« geliebt und anerkannt zu werden. Hohn, Spott und Verachtung konnten jedes Familienmitglied jederzeit treffen. Um jedoch noch ein bisschen Kontrolle über ihr Wohlergehen zu bekommen, versuchten die Kinder, im Vergleich mit anderen gut abzuschneiden und damit Lob zu bekommen. Sie wurden streng mit sich und den anderen, werteten die anderen ständig ab, zeigten keine »Schwächen« mehr, weinten nur noch heimlich, wurden kalt. Viele Kinder fangen in einer solchen Situation auch an anzugeben und zu lügen. Das Image ist eben alles. Bröckelt es ab, dann könnten sie die Liebe der Eltern verlieren. Als Erwachsene gelten sie dann nach außen hin als arrogant, in Wirklichkeit sind sie aber ängstlich. Sie befürchten Ablehnung. Ihre Devise ist: Lieber wirke ich cool und keiner sieht meine

Bedürfnisse nach Kontakt, als dass ich eine Abfuhr bekomme. Am schlimmsten wäre für so tief verletzte Menschen, wenn sie ihre Verletzlichkeit und ihre Bedürfnisse zeigten und der andere lachte sie dafür aus.

Perfektionismus als Lösung

Was kann man tun, um zu verhindern, dass man zu bedürftig wirkt und dafür verachtet wird? Jeder Mensch hat viele zwischenmenschliche Bedürfnisse. Er möchte dazu gehören, geliebt werden, anerkannt werden, verstanden werden, gebraucht werden, wichtig sein, geborgen sein, einbezogen werden. Das alles bekommt man nur, wenn man auf Menschen zugeht und sich auf einen Kontakt oder eine Beziehung einlässt. Aber dann erkennen die anderen meine Bedürfnisse und können mich auslachen und frustrieren. Um dies zu verhindern, müsste ich mich also isolieren. Und genau das tun viele einsame Menschen! Sie leiden unter ihrer Einsamkeit und isolieren sich gleichzeitig aus Angst vor Ablehnung.

Sie denken, sie werden abgelehnt, weil sie zu dumm, zu dick, zu arm sind, nicht das Richtige zu sagen wissen, nicht mithalten können oder sonst irgendwie unzulänglich sind. Und sie befürchten, dass die anderen sie dafür verachten, so wie ihre Eltern viele andere Menschen verachtet haben. Dann essen sie lieber Spaghetti mit Soße in sich hinein, fühlen sich dann zu dick und denken: Solange ich so dick bin, kann ich sowieso nicht in die Disco. Also habe ich einen guten Grund, heute zu Hause zu bleiben. Und sie haben längst eine »geniale Lösung« gefunden: Sie geben sich nach außen hin so, wie sie glauben, dass ihre Eltern sie nicht verachten würden: sachlich, korrekt, trocken, besserwisserisch, objektiv. Sie versuchen, unangreifbar zu sein, fehlerlos.

Kontaktbremsen

Haben Sie schon einmal sozial erfolgreiche Leute beobachtet, wenn sie sich mit anderen unterhielten? Waren diese sachlich, korrekt, trocken, besserwisserisch und objektiv? Wohl kaum. Ich nehme eher an, sie waren locker, witzig, frech. Gut drauf eben. Oder aber sie gingen – je nach Situation – auf die anderen ein und nahmen sie ernst. Schlimme Kontaktbremsen sind Rechthaberei, Humorlosigkeit, zu große Ernsthaftigkeit, den Blickkontakt abwenden, Einsilbigkeit, Arroganz, Angst vor Ablehnung, Riesenanforderungen an den Partner, Selbstvernachlässigung, geringes Selbstwertgefühl, Desinteresse an den anderen. Wer sich selbst nicht liebt, liebt auch andere nicht. Die mangelnde Selbstliebe drückt sich in Selbstvernachlässigung aus. »Ach, für mich alleine zu kochen, das lohnt sich ja nicht«, höre ich oft von Frauen. Ab wann »lohnt« es sich denn? Wenn ich nicht für mich selber sorgen kann, wer tut es dann? Die Lösung ist einfach: Man erwartet es vom Partner. Dieser soll einen lieben, anerkennen, emotional nähren, alles an einem gut finden. Wir sollen die Nummer eins für ihn sein. Wenn wir ihn brauchen, dann soll er alles liegen und stehen lassen und herbeieilen. Er soll uns mit allem versorgen, was wir materiell und vor allem emotional brauchen. Wie eine gute Mutter eben, die wir so sehr entbehrt haben. Unsere Erwartungen werden riesig. Und unser Enttäuschungspotential ebenso. Kein Partner, keine Freundin können für uns unser Leben leben. Keiner kann uns mehr rund um die Uhr eine gute Mutter sein. Wenn wir uns dann noch anklammern, zu viele faule Kompromisse machen, uns zu vieles gefallen lassen und mit niemandem darüber reden können, dann wird unsere innere Einsamkeit noch größer.

Viele Menschen leiden unter Einsamkeit und isolieren sich gleichzeitig aus Angst vor Ablehnung. Sie geben sich nach außen hin so, wie sie glauben, dass ihre Eltern sie nicht verachten würden: sachlich, korrekt, besserwisserisch, objektiv.

Strategien gegen die Einsamkeit

1. Beobachten Sie, wie beliebte Menschen ein Gespräch anknüpfen und am Laufen halten. Was strahlen diese Menschen aus? Haben Sie den Eindruck, dass sie angespannt sind? Oder haben Sie eher den Eindruck, dass sie sich wohl fühlen?

2. Üben Sie täglich, mit Nachbarn, Kollegen, Verkäuferinnen ein kleines, unverbindliches, aber freundliches Schwätzchen zu halten. Sie sollen lernen, locker ein Gespräch anzuknüpfen und auch wieder abzubrechen, damit Sie sehen, dass Sie Macht im Gespräch haben.

3. Sagen Sie sich immer wieder, dass dieser Mensch, mit dem Sie sich gerade unterhalten, interessant ist und dass Sie ihn gerne mögen. Diese Gedanken strahlen Sie dann auch aus.

4. Versuchen Sie keinen guten Eindruck zu machen, sondern eher etwas Witziges zu erzählen oder etwas Persönliches.

5. Stellen Sie viele Fragen. Dies zeigt, dass Sie Interesse an Ihrem Gegenüber haben.

6. Laden Sie auch mal jemanden ein, den Sie noch nicht so gut kennen.

7. Schauen Sie Ihrem Gegenüber in die Augen, so oft Ihnen das möglich ist.

8. Wenn Sie sich verkrampfen, dann sagen Sie sich immer wieder: »Es ist alles gut. Ich fühle mich wohl.«

9. Versuchen Sie, die Einsamkeit zunächst einmal auszuhalten, bevor Sie zum Essen greifen. Vielleicht kommen noch andere Gefühle hoch: Angst, Trauer, Verzweiflung. Dann lassen Sie diese Gefühle zu und weinen Sie. Meist ist dann der Essdruck weg.

10. Tun Sie etwas für sich selbst. Finden Sie Ihre Bedürfnisse heraus und sorgen Sie dafür, dass Sie nicht immer leer

ausgehen und der Partner für Ihr Wohlergehen zuständig ist. Eine Selbsthilfegruppe für Einsame, ein Singleclub, ein Verein, eine Interessengruppe sind ein guter Einstieg, um (wieder) zu lernen, wie man zunächst Small Talk macht, sich öffnet und dann später Freundschaften aufbaut. Gemeinsame Interessen verbinden. Ob der »Klebstoff« dann auch hält, hängt nicht zuletzt davon ab, ob Beziehungen gepflegt werden. Dazu gehört, dass man mit dem anderen regelmäßig spricht, ihn anruft, ihm schreibt. Wenn aber nichts oder nur wenig zurückkommt, dann sollten Sie tatsächlich überlegen, ob es nicht andere Menschen gibt, die Ihre Freundschaft mehr zu schätzen wissen.

Der fünfte (gute?) Grund, sich den Mund zu stopfen: Die Angst vor dem Dünnsein

Nein, Sie haben sich nicht verlesen. Es heißt wirklich »Dünnsein«. »Wie denn das?«, fragen Sie sich jetzt. »Angst vor dem Dicksein, das kann man ja nachfühlen. Was aber sollte denn am erwünschten Dünnsein Angst machen?« Eine ehemalige Klientin von mir hatte in einem Gewichtsreduktionskurs insgesamt 20 kg abgenommen und fühlte sich sehr gut. Nach der letzten Kursstunde ging sie in eine Bäckerei und wollte Brot kaufen. Die Verkäuferin, die sie noch aus dicken Zeiten kannte, kommentierte bewundernd die neue Figur meiner Klientin: »Oh, Sie sehen jetzt aber toll aus. Haben Sie abgenommen?« Meine Klientin fühlte von diesem Augenblick an einen immensen Essdruck. Sie aß wochenlang alles in sich hinein, was sie nur essen konnte. Und innerhalb von sechs Monaten hatte sie ihr altes Gewicht wieder.

Solche Geschichten höre ich öfter. Wenn man die Frauen genauer fragt, was denn am Dünnsein so bedrohlich war, dann sagen sie:

➤ *»Plötzlich bekam ich so viel Aufmerksamkeit, und das konnte ich irgendwie nicht aushalten.«*

➤ *»Als ich dick war, war ich für meine Freundinnen keine Konkurrenz. Aber als dünne Frau behandelten sie mich plötzlich anders. Eine meiner Freundinnen kam ständig dazwischen, wenn ich mich mit ihrem Freund unterhalten wollte.«*

➤ *»Plötzlich gingen meine Freundinnen nicht mehr so gerne wie früher mit mir aus. Früher war ich der gute Kumpel und keine Gefahr. Heute bin ich eine ernst zu nehmende Konkurrenz. Und so behandeln mich die Freundinnen jetzt auch.«*

➤ *»Die Leute aus unserem Bekanntenkreis fragen mich ständig, ob ich krank sei. Ich sähe so schlecht aus, sei mager und blass. Und sie drängen mich ständig, mehr zu essen. Dabei sind sie neidisch, weil ich es geschafft habe abzunehmen und sie nicht.«*

➤ *»Plötzlich sahen mich die Männer so komisch an. So lüstern und begehrlich. Früher nahmen sie mich als Kumpel ernst. Ich fühlte mich, als ich dünn war, wie ein Objekt. Das war mir sehr unangenehm, und ich wusste nicht, wie ich damit umgehen sollte.«*

➤ *»Als ich dick war, musste ich mich nicht gegen Anmache wehren, weil keiner mich anmachte. Jetzt merke ich, wie ich mich schwer tue, jemandem einen Korb zu geben.«*

➤ *»Meine Mutter ist auch zu dick. Jahrelang mäkelte sie an meiner Figur herum. Als ich abgenommen hatte, wurde unsere Beziehung sehr angespannt. Früher saßen wir gemütlich beim Kaffeeklatsch, waren zwar dick, aber wir waren uns einig. Jetzt war ich aber plötzlich zickig, weil ich nur noch ein Stück Kuchen aß. Ich fühlte mich wie eine Verräterin.«*

➤ *»Als ich dick war, saß ich sonntags gemütlich auf dem Balkon, und mein Freund ging mit dem Schwarzwaldverein wandern. Bei meinem Gewicht konnte man mir keine langen Fußmärsche zumuten. Ich hatte meine Ruhe und wurde noch bemitleidet. Als ich dann dünner war, kamen plötzlich die Anforderungen: Ich sollte mit wandern gehen, ich sollte mit ins Schwimmbad gehen, ich sollte mit tanzen gehen. Nun hatte ich keinen Grund und keine Entschuldigung mehr, um mich aus diesen Aktivitäten herauszuhalten.«*

Die Ängste unter dem Fett

An diesen Aussagen wird deutlich, welche Ängste hinter dem Dicksein versteckt sind:

➤ die Angst vor Konkurrenz,
➤ die Angst vor Anforderungen,
➤ die Angst vor Neid,
➤ die Angst, Grenzen ziehen zu müssen,
➤ die Angst, jemandem weh tun zu müssen,
➤ die Angst, Entscheidungen treffen zu müssen,
➤ die Angst, zu sich und seinen Eigenheiten zu stehen.

Wenn dicke Frauen in der Psychotherapie Phantasieübungen machen, wie es wäre, dünn zu sein, dann stellen sich viele vor, dass sie als dünne Frauen endlich ihr Leben auf die Reihe bekommen. Für die einen heißt das, sie finden den Mann fürs Leben. Für andere heißt es, sie wären unbeschwerter, sie würden eher ernst genommen, sie würden eher dazu gehören, sie könnten schönere Klamotten tragen, sie wären immer gut gelaunt, sie kämen nicht mehr so schnell aus der Puste, sie könnten ihrem Chef eher Grenzen setzen (jetzt denken sie noch: Wenn ich schon dick bin, dann muss ich wenigstens pflegeleicht sein), sie wären Mittelpunkt jeder Party, umringt von netten Männern, sie wären selbstsicher, voller Selbstvertrauen, alles, was sie anpacken, würde klappen.[5] Die Vorstellung, die sich dicke Frauen von einem dünnen Leben machen, ist eine statische. Das heißt, es ist und bleibt alles für immer ganz toll. Dieses statische Bild schließt jede Entwicklung und jede Veränderung aus. Kein lebendes System ist statisch, alle sind dynamisch. Alles ist im Fluss. Das ahnen auch dicke Frauen. Und es macht ihnen große Angst. Eine Frau drückte es einmal so aus: »*Solange ich dick bin, kann ich ja abnehmen, und dann ist alles gut. Wenn ich aber schlank bin und es ist trotzdem nicht alles gut, dann muss es ja an mir liegen. Und dann weiß ich nicht mehr, was ich machen soll.*« Ist es da nicht viel einfacher, sich ständig vorzunehmen, endlich abzunehmen, und dann aber durch Essanfälle dafür zu sorgen, dass man es nie schafft?

> Nicht jede dünne Frau kann sich abgrenzen. Nicht jede dünne Frau ist immer gut gelaunt und unbeschwert. Und nicht jede dünne Frau findet den Mann, mit dem sie märchenhaft glücklich ist für den Rest ihres Lebens.

Diese »Problemlösung« ist ungefähr so effektiv, als ob man sich auf seinen Fahrradergometer setzte und 100 km abstrampelte und dann den Anspruch hätte, jetzt müsste man aber auch 100 km vorangekommen sein. Die Mühe hat man gehabt, vorangekommen ist man nicht. Aber vielleicht will man ja gar nicht vorankommen? Jedes Arrangement, das ein Mensch in seinem Leben trifft, hat seinen tieferen Sinn.

Wenn das Essproblem noch tiefer sitzt

Ist das »Herumgrasen« harmlos?

Bei manchen Frauen, die zu viel essen, reicht es aus, wenn sie die Pille absetzen, mehr schlafen, sich mehr an der frischen Luft bewegen oder langsamer und bewusster essen, um das Zuvielessen zu stoppen. Es gibt auch Frauen, die nur phasenweise zu viel essen. Dies passiert in Zeiten, in denen man beispielsweise vor dem Telefon einen heiß ersehnten Anruf erwartet. Oder einen wichtigen Termin hat und sich vor Nervosität kaum konzentrieren kann. Oder wenn man am Schreibtisch sitzen muss und draußen die Sonne zum Spazierengehen einlädt oder man an einem kniffligen Problem im wahrsten Sinne des Wortes »herumkaut«.

Solche Ess-Situationen kennt fast jeder. Sie sind in der Regel harmlos. Man stopft sich nicht voll bis zum Anschlag und kann das *Herumgrasen* sofort stoppen, wenn es einem bewusst wird. Diese Art von »Essen« ist zu vergleichen mit anderen kleinen Marotten, die der Spannungsreduktion dienen, wie Haare drehen, herumkritzeln, Kaugummi kauen oder mit dem Kuli spielen. Erfüllt denn nun dieses Herumgrasen auch seinen Zweck? Tröstet und entspannt es uns?

Die amerikanischen Psychologen Diane Tice und Roy Baumeister von der Case Western University sind dieser Frage nachgegangen. Sie ließen 75 Männer und Frauen etliche Fragebögen ausfüllen und gaben ihnen am Ende noch eine Geschichte mit, die sie in eine bestimmte Stimmung versetzen sollte. Die eine Gruppe musste eine Geschichte laut lesen, in der ein Autofahrer bei Rot über die Ampel fährt und ein Kind überfährt. Die andere Gruppe bekam eine Geschichte, in der ein Kind gerettet wurde. Die Versuchspersonen sollten sich intensiv in die Akteure einfühlen. Diejenigen, die die Ampelgeschichte bekommen hatten, ließ man dann 15 Minuten warten, um ihre »schlechte Laune« noch zu steigern. In der Wartezeit bot man ihnen einen kleinen Test zur Geschmackswahrnehmung verschiedener Lebensmittel an. Der einen Gruppe wurde gesagt, es sei wissenschaftlich erwiesen, dass Essen ihre Stimmung nicht verbessere. Der anderen Gruppe wurde gar nichts gesagt. Am Ende hatten die »belehrten Versuchspersonen« deutlich weniger verzehrt als die nicht belehrten.

»Emotionaler Stress lässt die Impulskontrolle also nicht ohne Grund zusammenbrechen: Wir rechnen wirklich damit, dass sich unsere Laune nach der schnellen Sünde dauerhaft verbessert, wofür die Psychologen aber auch *nicht einen einzigen Hinweis* gefunden haben«, schreibt die Zeitschrift »Psychologie heute«.[6]

Warum isst man denn dann in solchen Situationen trotzdem? Die Antwort ist ganz einfach: Das Essen verbessert die Laune solange, wie man isst. Hört man auf zu essen, ist der Frust noch größer.

Kleine Tricks gegen das Herumgrasen

➢ Trinken Sie stattdessen ein großes Glas Wasser.
➢ Haben Sie immer Kaugummis oder Äpfel parat.
➢ Tanzen Sie fünf Minuten zu Musik durchs Zimmer.
➢ Atmen Sie am Fenster tief durch.

Die vier Untugenden

Die kurze Stimmungsverbesserung, wenn wir uns einen Bissen in den Mund schieben, ist das Fatale, denn nun wollen wir nicht mehr aufhören. Viel hilft viel. Glauben wir. Wir wissen: Wenn wir dann endlich aufhören, kommen die Angst vor dem Zunehmen und die Selbstvorwürfe. Und dann erneutes Essen, um sich besser zu fühlen. Ein Teufelskreis setzt sich in Gang.

Seit dem Erscheinen meines ersten Buches »Esssucht – oder die Scheu vor dem Leben« (1988) habe ich Hunderte von Briefen bekommen, die fast alle ähnlich klingen:

»Ich denke den ganzen Tag nur daran, was ich essen darf und kann. Der erste Gedanke beim Aufwachen und der letzte Gedanke beim Schlafengehen ist das Essen.« (Bianca, 25 Jahre)

»Nach etlichen Versuchen, meine Fresssucht zu durchbrechen, muss ich mir letztendlich eingestehen, dass ich es nicht alleine schaffe. Ich schäme mich sehr dafür, dass ich nicht die Kraft habe, einfach nur »normal« zu essen, wie jeder andere Mensch auch. Ehrlich gesagt hasse ich mich dafür. Ich weiß, dass ich esse, weil ich einsam bin, mir selbst Vorwürfe mache, mich mit Diäten quäle, mich selbst nicht liebe, mich vergleiche mit anderen, andere nicht enttäuschen will, und, und, und ... Aber die Erkenntnis bringt mich einfach nicht weiter. Wie soll ich mich lieben, wenn ich in einer Woche 10 kg zugenommen habe oder wenn ich plötzlich beim Tennisspielen den Ball nicht mehr treffe und alle – mich selbst eingeschlossen – denken, dass ich spiele wie ein Idiot. (...) Ich bin traurig und enttäuscht von mir selbst.« (Nadine, 18 Jahre)

»Die Angst sitzt mir im Nacken, dass es wieder schlimmer wird, denn nach jedem Ess-Brech-Anfall habe ich wahnsinnige Schuldgefühle, bin verzweifelt und würde am liebsten wieder fressen, um nicht nachdenken zu müssen. Jedes Mal nehme ich mir vor, es beim nächsten Mal anders zu machen, doch wenn der Essdruck übergroß wird, kann ich mich einfach nicht entspannen oder ablenken. Dann will ich nur noch essen.« (Claudia, 24 Jahre)

Bei allen Frauen mit akuten Essstörungen fallen vor allem vier gemeinsame »Untugenden« auf:

➢ Die ungeheure **Besessenheit** vom Essen,
➢ Die hektische **Ungeduld** mit sich selbst,
➢ Die tiefe **Verzweiflung** über die eigene Situation,
➢ Das komplette **Unverständnis** für das eigene Essverhalten.

Haben erst einmal diese vier Untugenden Ihr Essverhalten im Griff, dann wird es für Sie sehr ungemütlich. Jetzt stolpern Sie bereits immer öfter in die vier Denkfallen:

Erste Denkfalle: Wenn ich nicht superschlank bin, bin ich nichts wert

1995 ging auf den Fidschi-Inseln ein US-amerikanischer Fernsehkanal mit täglichen Soaps auf Sendung. Bereits innerhalb von drei Jahren waren fünfzehn Prozent der einheimischen Mädchen bulimisch. Die englische Psychotherapeutin Susie Orbach sagte in einem Interview mit der Frankfurter Rundschau: »Die Entwicklung auf den Fidschis verdeutlicht, wie mächtig bewegte Bilder sind. So mächtig, dass sie eine Ästhetik aufbauen können, gegen die sich die Menschen nicht wehren können. Das Fernsehen und das sich ständig ändernde Image beraubt Frauen ihrer eigenen Körper, weil ihnen gezeigt wird: Das ist der Idealkörper, in dem Ihr Euch sicher fühlen könnt. ... Wir exportieren Körperhass, und der untergräbt die Selbsterfahrung von Frauen.«[7]

Die Folge ist, dass sich auch normal- und untergewichtige Frauen zu dick fühlen.

Dazu gibt es eine nette kleine Geschichte: Mann und Frau liegen im Bett und starren an die Decke. Da denkt sich die Frau: Bestimmt denkt er, dass meine Schenkel zu dick sind. Meine Mutter hat auch so dicke Schenkel und bestimmt bereut er schon, dass er mich geheiratet hat. Der Mann denkt sich: Wie ist es bloß möglich, dass die Fliege da oben mit dem Kopf nach unten landen kann?

Sind wir also alle Opfer eines kollektiven Wahns? Darf denn keine mehr mit ihrer Figur zufrieden sein? Müssen wir uns alle bemühen, »*anders*« auszusehen?

Vor zwanzig Jahren wog ein Model durchschnittlich etwa acht Prozent weniger als die Durchschnittsfrau. Heute sind es 23 Prozent! Während die Durchschnittsbevölkerung dicker wird und die Kleidergrößen neu vermessen werden mussten, werden die Vorbilder immer dünner.

Aber das ist noch nicht alles: Genügte es vor dreißig Jahren noch, einfach »dünn« zu sein, so ist das Ideal heute auch noch muskulös, gebräunt und vollbusig. Fitness-Studios, Solarien und Schönheitschirurgie boomen.

Auch Stefanie tappt in diese Falle, wenn sie bei einer Größe von 1,70 m auf 55 kg kommen möchte, wo doch ihre aktuellen 60 kg schon zu wenig sind. Stefanie meint dazu:

»*Mit 55 kg verbinde ich einen noch flacheren Bauch. Wenn ich dann mal mehr essen würde, hätte ich noch eine »Pufferzone«, in*

*der sich mein Gewicht bewegen dürfte, bevor ich mich zu dick und
deshalb unwohl in meinem Körper fühle.«*

Stefanie geht es um eine Art von »Sicherheit«. Es ist die Sicherheit, sich nicht so schnell »zu dick« zu fühlen. Es geht nicht
um ein reales Dicksein, sondern um das *Gefühl*, zu dick zu
sein.

Das ist die Logik dieser Denkfalle: Wenn ich zu dick bin, bin
ich nicht gut genug. Wenn ich nicht gut genug bin, werde ich
nicht geliebt. Wenn ich nicht geliebt werde, bin ich nichts
wert. Folglich werde ich nur geliebt, wenn ich superschlank
bin, und dann bin ich auch etwas wert. Also tue ich alles, um
schlank zu werden.

Aber: Es gibt mehrere Studien, die bestätigen, dass Frauen
zwar glauben, rappeldürr sein zu müssen, dass Männer aber
solche Frauen nicht umwerfend attraktiv finden. Für
eine US-Studie wurden Männern, die in Annoncen
eine »schlanke« oder »sehr schlanke Partnerin« suchten, neun unterschiedlich dicke und dünne Frauensil-
houetten vorgelegt, aus denen sie ihre »Ideal-Frau«
aussuchen sollten. Das Ergebnis war verblüffend:
Kein Mann suchte sich die magerste Figur aus. Die
meisten suchten sich eine Figur aus, die zwischen
dünn und dick angesiedelt war. Eine solche Figur würden – wie die untersuchende Psychologin Erica Miller
von der University of New Mexico feststellte – »die
meisten Frauen nicht als schlank bezeichnen«.[8] Allerdings gab es eine interessante Ausnahme: Die Männer, die die
knochigsten Frauen gut fanden, waren auch die reichsten.

Siehst Du, höre ich jetzt einen Chor von schlankheitsbe-
sessenen Frauen sagen, Qualitätsmänner wollen eben dünne
Frauen. Diese Art von Denkfalle heißt das »Heile-Welt-Syn-

**Mehrere Studien
bestätigen, dass
Frauen zwar
glauben, rappel-
dürr sein zu
müssen, dass
Männer aber
solche Frauen
nicht umwerfend
attraktiv finden.**

drom« und wurde ausführlich in meinem Buch »Warte nicht auf schlanke Zeiten« behandelt.

Zweite Denkfalle: Je weniger ich esse, desto besser

Jetzt kommt die Untugend Ungeduld ins Spiel, und da jede Diät oder gar das Nichtsessen vom Körper wie eine Hungersnot behandelt wird, wissen wir schon, was passiert.

Stefanie dazu: »*Im Prinzip weiß ich, dass das Hungern nichts bringt, aber in dem Moment, in dem ich mich zu dick fühle – meist nach einem Fressanfall – habe ich das Bedürfnis, mich selbst für meine »Fress-Sünden« zu bestrafen. Außerdem soll sich das frisch Zugenommene gar nicht erst festsetzen. Nach meiner Erfahrung bekomme ich das Kilo, das durch den Fressanfall hinzukommt, durch einen Fastentag immer wieder herunter. Leider habe ich an Fastentagen dann gegen Abend doch meist wieder einen Fressanfall. Und somit müsste ich dann schon zwei ganze Tage hungern. Manchmal bin ich mit meinem Essen meinem Leben eine ganze Woche voraus. Aber eine ganze Woche nichts essen, das schaffe ich leider nicht. Am liebsten würde ich eine ganze Woche am Stück schlafen und wäre dann wieder an meinem Ausgangspunkt, was das Gewicht anbetrifft.*«

Diese Logik ist bestechend. Aber es ist eine Logik, die sich auf ein technisches Gerät beziehen könnte, nicht auf einen lebenden Organismus. Warum sollte eine lebendige Frau ohne Not eine ganze Woche nichts essen? Unterzuckerung und ein Fressanfall wären dann die Antwort darauf.

Vielleicht spielt noch ein anderer Aspekt eine Rolle. Im Volksmund heißt es, jemand isst »wie ein Scheunendrescher«. Als Scheunendrescher bezeichnete man einen Mann, der körperliche Schwerstarbeit leisten musste. Möchte eine Frau mit einem Scheunendrescher verglichen werden?

Sagen wir aber, sie isst wie eine Dame, dann haben wir ein anderes Bild vor Augen.

Tatsächlich ergaben kanadische Studien, dass Leute, die fettarme und vitaminreiche, also gesunde Kost zu sich nahmen, als fitter, aktiver und attraktiver eingeschätzt wurden als Fast-Food-Anhänger. Dies überrascht nicht. Interessant ist jedoch, dass jene, die gesundes Essen vorzogen, gleichzeitig auch als *femininer und moralisch und intellektuell überlegen* eingeschätzt wurden. Und das unabhängig vom Geschlecht.

Wenn Frauen betont weiblich wirken wollen, dann halten sie sich beim Essen zurück.

Frauen, so die Schlussfolgerung, essen vor allem dann in Gesellschaft wenig, wenn sie *betont weiblich* wirken wollen: »Frauen, die sich beim Essen gepflegt zieren, werden als attraktiv und selbstsicher wahrgenommen.«[9]

Die Logik der zweiten Denkfalle ist: Je weniger ich esse, desto schneller erreiche ich mein Traumgewicht. Wie es *mir* beim Abnehmen ergeht, ist nicht wichtig.

Dritte Denkfalle: Essen muss man sich verdienen

Diese Denkfalle ist die Verlängerung der vorherigen. Wer durch Fressanfälle esssensmäßig einen Vorsprung vor dem Leben hat, dem steht an diesem Tag nichts mehr zu.

Das Märchen von den Ameisen und der Grille legt eine Spur zum Verständnis dieser Falle:

Der Tenor des Märchens ist, dass ein Ameisenvolk im Herbst seine Ernte einbrachte und alle mithalfen. Dann kam eine Grille des Weges, sah sich die hart arbeitenden Ameisen an und machte Musik, um diese zu unterhalten. Die Grille selbst brachte keine Ernte ein. Als der kalte Winter hereinbrach, kam die Grille wieder zu den Ameisen und bettelte um Futter. Die Ameisen aber warfen sie mit den Worten »*Wer nicht arbeitet, soll auch nicht essen*« in die Kälte hinaus, wo die Grille jämmerlich erfror.

Diese Geschichte sollte den Kindern, denen sie schätzungsweise zwei Jahrhunderte lang erzählt wurde, eintrichtern, dass nur *Sinnvolles etwas wert* ist. Und Musik war nicht sinnvoll, sondern Luxus.

Es ist ja schon lange bekannt, dass magersüchtige und bulimische Mädchen und Frauen fast ausnahmslos aus sehr *leistungsbetonten Familien* stammen.

So ist es auch bei Karin: »*In der Schule war ich immer gut, das war selbstverständlich für meine Eltern. Nur Leistung zählte, und zwar Leistung in Schulfächern. Das ganze Leben wurde dieser Schule untergeordnet, als ob von einem guten Abi das Glück des Lebens abhinge. Im Medizinstudium war es ja dann noch schlimmer: Schon morgens um 7 Uhr fingen die Vorlesungen an, und du kamst vor nachts um elf nicht zum Durchatmen. Ich sehe ja bei meinem Mann, wie er arbeitet.*

Arbeit, und sonst nichts mehr. Es gibt doch auch andere Dinge im Leben. Schöne Dinge, wie Musik hören, tanzen, Gespräche mit Freunden, Stadtbummel, schwimmen gehen. Ich sehe heute, wie viel ich mit meinen eigenen Kindern unternehme und wie frei sie spielen können und sich entfalten dürfen. Ich selbst musste immer die Große und Vernünftige sein. Leider bin ich es heute noch. Außer beim Essen. Das ist der einzige Bereich, wo ich über die Stränge schlage. Und das auch nur heimlich.«

Bei Frauen, die in die Magersucht rutschen, ist es so, dass sie sich immer weniger Essen zugestehen. Irgendwann dürfen sie im Extremfall gar nichts mehr essen und ernähren sich dann von Nahrung, die »nicht zählt«. Diese besteht oft aus weggeworfenen Lebensmitteln, gestohlenen Lebensmitteln und verdorbenem Essen aus dem Müll. Dieses Extrembeispiel soll hier lediglich zeigen, wie weit die Strenge mit sich selbst gehen kann. Jeder Übertritt dieser strengen selbst gesetzten Regeln macht *Schuldgefühle und Scham.* Beides sind sehr große Themen bei Frauen mit Essstörungen und werden in meinem Buch »Brave Mädchen holt der Wolf«« ausführlich behandelt.

Die Logik der dritten Denkfalle ist: Nur wer seine Traumfigur hat, darf auch bei Tisch zugreifen. Wer zu dick ist, der soll auch nicht essen. Wer trotzdem isst, muss sich schämen und hat etwas wieder gut zu machen.

Vierte Denkfalle: Wenn ich ständig ans Essen denke, kann ich es in Schach halten

Stefanie beschreibt es so: »*Ich nehme mir ja ständig vor, weniger zu essen. Damit das besser klappt, mache ich mir oft einen Tagesplan, so wie es von fast allen Frauenzeitschriften für Diäten empfohlen wird. Dieser Tagesplan braucht ja bloß eingehalten zu werden, und schon ist alles gut, und man nimmt ab. Es ist so, als hätte man das Essverhalten, wenn man es ständig beobachtet, voll im Griff.*«

Versuchen Sie einmal, in den nächsten fünf Minuten *nicht an einen rosa Elefanten* zu denken. Na, gelungen? Höchstwahrscheinlich nicht. Man kann nämlich nicht *nicht denken*. Sie müssten den rosa Elefanten *vergessen*, und das gelingt nur, wenn man sich *ablenkt*. Warum glauben aber Frauen wie Stefanie fest daran, dass sie das Essen in Schach halten können, wenn sie ständig daran denken, was sie heute schon gegessen haben und was sie noch essen oder nicht essen dürfen?

Der Psychologe Wolfgang Ströbe fand heraus, dass Übergewichtige gerne viel und gerne fett essen. Er machte ein Experiment, in dem er so genannte »kontrollierte Esser« (also solche, die versuchen, ihr Essverhalten in Schach zu halten) essen ließ und dabei ablenkte.

Ergebnis: Wurde der kontrollierte Esser nicht gestört, dann funktionierte seine Kontrolle auch weiterhin und er aß eher kalorienarme, »vernünftige« Speisen. Bei Ablenkung griff der gezügelte Esser eher zu den kalorienhaltigeren Speisen.[10]

Tatsächlich berichten Frauen mit Essanfällen immer wieder, dass sie mehr essen, wenn sie unter Zeitdruck stehen. Wie kommt es zu dieser »Kettenreaktion«?

Stefanie: »*Unter Zeitdruck esse ich viel schneller, weil ich ja angespannt bin. Durch die Spannung merke ich nicht, ob ich hungrig bin oder satt.*«

Die panische Fixierung auf das eigene Essverhalten hilft nur kurzfristig bei der Esskontrolle. Langfristig schafft man es nicht, gegen seine *wahre Essnatur und die nicht akzeptierten Gefühle* (Wut, Angst etc.) anzuessen.

Die Logik dieser Denkfalle ist: Mit Willenskraft kann man das Essverhalten steuern. Das Kontrollnetz muss nur engmaschig genug sein. Nur: Wer sein Essverhalten nicht mehr aus den Augen lässt, kann nirgendwo anders mehr hinsehen. Damit wird der Blickwinkel so eng, dass die Lebensqualität leidet. Ständige Kontrolle kostet viel Energie. Und die fehlt dann woanders.

Wer sein Essverhalten nicht mehr aus den Augen lässt, kann nirgendwo anders mehr hinsehen.

Zwischen Hoffnung und Verzweiflung

Diese »Logiken« zeigen die Denkmuster der betroffenen Frauen, die in Lebenseinstellungen mündeten: Wenn ich mein Essverhalten im Griff habe, dann bin ich schön und schlank. Wenn ich schön und schlank bin, dann bin ich etwas wert. Dann bin ich nicht mehr alleine, sondern habe einen Freund/Mann. Mit diesem habe ich eine glückliche Beziehung und kann mich dann selbst rundum annehmen. Die Beziehung ist der Beweis, dass ich als Frau begehrenswert bin. Ich kann dann mit anderen »mithalten« und bin unverwundbar. Dann bekomme ich inneren Frieden.

Ich habe das absichtlich etwas überzeichnet, damit dieses Denkmuster gut sichtbar wird. Es wird von den Medien und von Gewichtsreduktions-Programmen noch weiter geschürt.

Da sensible Frauen – und essgestörte Frauen sind immer sensible Frauen – rasch merken, was andere von ihnen erwarten, möchten sie »gut genug« werden. Und dann versuchen sie, sich an die unsinnigsten »Normen« anzupassen.

Vom Grad, wie diese Anpassung gelingt, und der Resonanz ihrer Umwelt machen sie ihren *Selbstwert* abhängig. Damit geben sie die Macht über ihren Selbstwert und ihr persönliches Wohlergehen aus der Hand.

Wir alle wissen, was Modemacher und Hersteller von Diätprodukten und Diätbüchern mit dieser Macht über Frauen machen. Jedes Frühjahr wieder dasselbe Spiel: In den Buchhandlungen biegen sich die Tische unter schwerer Diätliteratur. Bikinidiät ist angesagt!

»Das Gute daran ist«, gestand mir ein Buchhändler im Vertrauen, »dass diese Bücher nicht wirklich helfen. Dadurch machen wir jedes Jahr aufs neue ein Geschäft«.

Mit verunsicherten Frauen kann man eben vieles machen. Wenn ihre Hoffnung genährt wird, dass »endlich alles gut« wird, ist ihnen keine Mühe zuviel.

Umso größer ist die Verzweiflung beim nächsten Fressanfall:

»Wieso stopfe ich so viel Essen in mich hinein? Meistens schmecke ich ja nicht einmal, was ich esse, ich verschlinge alles krampfhaft. Ein Zwang. Dann noch zwei Tafeln Schokolade, 5 Toastscheiben, ach, den restlichen Kuchen schaffe ich auch noch. Morgen wird alles anders. Morgen kannst du wieder stolz auf dich sein, da du nichts oder kaum etwas essen wirst, um das Gestrige wieder gut zu machen. Doch wie oft habe ich mir diesen Satz schon gesagt. Kurze Zeit später plagen

mich die tollsten Gedanken, was ich als nächstes verputzen könnte. Mir ist so schlecht. Ich bin so müde. Verrat an mir selbst«, schreibt die 20-jährige Regine.

»Dann ist dir jedes Mittel recht«

Die Verzweiflung, die übergroße Enttäuschung wegen des eigenen Versagens und der Ekel vor sich selbst gehen auf körperlicher Ebene mit heftigen Völlegefühlen, Magenschmerzen und Blähungen einher. Ein Fressanfall stellt für das Verdauungssystem eine echte Herausforderung dar.

Und so ist es nur zu verständlich, wenn nicht jede Frau das Leiden bis zum nächsten Tag hinnimmt und dann auch noch feststellen muss, dass sie ein bis zwei Kilo schwerer geworden ist.

Viele Frauen steuern dagegen. Die häufigsten Gegensteuerungs-Maßnahmen sind: Erbrechen, Diäten, Fasten, Sport, Abführmittel oder eine beliebige Kombination daraus. Diäten, Fasten und Sport sind zwar gesellschaftlich akzeptiert, funktionieren aber bei einer Essstörung nur sehr bedingt. Und das Erbrechen?

Der Leserbrief einer Frau, Constanze, gibt die Ambivalenz wieder: *»Als ich ein halbes Jahr lang alleine lebte, kam mir die Erleuchtung: Ich musste nur das Gegessene wieder erbrechen, schon nahm ich nicht mehr zu. Es passierte, was passieren musste: Ich aß immer mehr, und ich erbrach es wieder. Richtig dünn wurde ich dadurch nicht, denn ich hatte noch nicht die »richtige Brechtechnik« herausgefunden. Aber ich nahm nicht mehr zu, und das war der Himmel auf Erden.*

Das Brechen fiel mir bis vor Kurzem sehr schwer und ekelte mich auch an, aber das Glück, vorher zu fressen und nachher nicht zuzunehmen, entschädigte mich.«

In ihrem langen Brief, in dem sie ihr ganzes 26-jähriges Leben schildert, beschreibt sie nicht nur die Anfangseuphorie beim Erbrechen, sondern auch die Situation Jahre später: »*Manchmal geht es mir körperlich so schlecht, dass ich denke, ich schaffe es nicht mehr lange. Aber obwohl ich vor Schwäche manchmal regelrecht Todesangst ausstehe, hält mich doch nichts davon ab, einkaufen zu gehen. Am Wochenende klappere ich meist die Tankstellen und den Bahnhof ab, um mich zu versorgen. Meine Sucht verschlingt ein Vermögen, und sie macht mich auch noch kaputt. Manchmal habe ich sehr depressive Phasen und würde lieber sterben, als so weiterzumachen. Manchmal geht es mir so, wenn ich 500 g zugenommen habe, und manchmal erbreche ich sogar Getränke. Mittlerweile brauche ich den Finger nicht mehr – Gott sei Dank. Ich beuge mich über die Toilette und kann irgendwie »umgekehrt schlucken«. Es ist weniger anstrengend, aber es macht mir gleichzeitig Angst vor meiner Selbstzerstörungswut. Ich weiß, dass mein Verhalten mich kaputt macht, aber ich will das Essen und Brechen nicht aufgeben, weil es das Wichtigste in meinem Leben ist.«*

Dieser erschütternde Brief zeigt deutlich, wie durch das Erbrechen die Essstörung eine neue und sehr zerstörerische Dimension bekommt.

Lösungsversuch Erbrechen

Frauen mit Bulimie glauben lange Zeit, dass sie die Essanfälle »rückgängig machen« können und freuen sich, dass sie nicht zunehmen. Aber der Preis, den sie zahlen, ist hoch.

Solange das Erbrechen nicht häufig stattfindet (einmal die Woche oder weniger), hat der Körper die Möglichkeit, sich in der Zwischenzeit einigermaßen zu regenerieren. Findet das Erbrechen mehrmals pro Woche oder gar mehrmals täglich statt, dann treten Schäden auf:

➢ Zahnschäden durch die Magensäure, die beim Erbrechen über die Zähne läuft,
➢ Elektrolytverluste (Kalium, Natrium) und dadurch:
  – Unregelmäßiger Herzschlag,
  – Herzklopfen, Herzstolpern,
  – Muskelschwäche in den Beinen und Armen,
➢ Anschwellen der Ohrspeicheldrüsen (dicke Backen),
➢ Müdigkeit, Schwäche,
➢ Konzentrationsstörungen,
➢ unregelmäßige Periode,
➢ Austrocknung der Haut.

Sofortmaßnahmen gegen Zahnschäden

➢ Putzen Sie nie sofort nach dem Erbrechen die Zähne, da der Zahnschmelz jetzt aufgeweicht ist und der Abrieb groß wäre.
➢ Spülen Sie Ihre Zähne mit einem Glas Wasser, in das Sie 1/2 Teelöffel Natriumbikarbonat (Kaisernatron, z.B. aus Apotheke oder Drogerie) einrühren.

> ➤ Kauen Sie danach eine halbe Stunde Kaugummi zur Remineralisierung.
> ➤ Putzen Sie ca. eine Stunde nach dem Erbrechen Ihre Zähne vorsichtig mit einer weichen Bürste und milder Zahncreme, um den Abrieb gering zu halten.

Viele Frauen putzen sich nach dem Erbrechen sehr gründlich und viel zu lange die Zähne, da sie auch hier das Geschehene symbolisch rückgängig machen wollen. Dies zerstört den Zahnschmelz und zieht schmerzhafte Zahnarztbesuche nach sich. In den letzten Jahren machen Ärzte insbesondere essgestörten Frauen verstärkt Druck wegen einer drohenden Osteoporose (Knochenschwund). Die »Osteoporose-Vorbeugung« ist für die Pharmafirmen ein Milliardengeschäft. Ob medikamentöse Vorbeugung (z.B. durch die Pille) sinnvoll ist, wird sich erst in 20 Jahren herausstellen. Die beste Vorbeugung ist: Weglassen von Kalziumräubern wie Kaffee, schwarzem Tee und Cola. Bereits wissenschaftlich gesichert ist, dass viel Milch und mäßige, aber regelmäßige Bewegung helfen, das Osteoporose-Risiko zu verringern. Frauen mit häufigem Erbrechen und/oder Abführmittelmissbrauch verlieren große Mengen an Wasser, die der Körper teilweise aus den Körperzellen nimmt. Dadurch werden dem Körper Natrium und Kalium (Elektrolyte) entzogen, die er aber für ein gesundes Funktionieren dringend benötigt. Die Haut wird trocken und lässt sich leicht anheben. Das Herz fängt ab und zu an zu stolpern. Die Periode wird unregelmäßig und bleibt sogar ganz aus. Die Haare fallen aus, und die Ohrspeicheldrüsen schwellen an. Kommt noch Eiweißmangel hinzu, dann baut der Körper Muskelmasse ab. Wichtig: Sehen Sie zu, dass nach jedem

Nach dem Erbrechen nie sofort die Zähne putzen!

Erbrechen Natrium und Kalium zugesetzt werden. Natrium ist Kochsalz. Nehmen Sie einige Körnchen auf die Hand und spülen Sie sie mit reichlich Wasser hinunter. Kalium kommt in Obst und Fruchtsäften vor. Essen Sie nach dem Erbrechen einen milden Apfel und eine Banane (die enthält auch noch Calcium). Und die bleiben bitte drin!

Sofortmaßnahmen zur Schadensbegrenzung

➢ Nehmen Sie einige Körnchen Salz zu sich (Natrium).

➢ Nehmen Sie ein oder zwei Stück Obst zu sich (Kalium).

➢ Essen Sie eine (kleine) Banane.

➢ Essen Sie täglich Eiweiß (Joghurt, Quark, Fleisch, Fisch, Buttermilch).

➢ Nehmen Sie ein Magnesiumpräparat (für Ihren Herzmuskel).

➢ Trinken Sie mindestens zwei Liter, bei häufigem Erbrechen mehr.

➢ Wenn Sie sich sehr einseitig ernähren, dann nehmen Sie ein Multivitaminpräparat.

➢ Trinken Sie keine Zitronensäure haltigen Getränke, denn diese zerstören ihren ohnehin angegriffenen Zahnschmelz noch mehr.

➢ Trinken Sie Fruchtsäfte mit einem Trinkhalm, da auch Fruchtsäure Ihre Zähne angreift.

➢ Reduzieren Sie Kaffee, Tee und Cola auf ein Mindestmaß.

Lösungsversuch Sport

Sport ist gesund, ich weiß. Aber alles in Maßen. Wer verzweifelt wegen seiner Essanfälle und seiner Figur ist, treibt auch oft übertrieben Sport. Es gibt bereits den Begriff »Sport-Bulimie« oder »Sport-Anorexie«.

Wenn man einer Studie an der Universität von Alberta (Kanada) glauben darf, so ist folgendes Experiment auch auf Menschen übertragbar: Ratten leben in einem Käfig mit einem Laufrad und dürfen fressen und laufen, wie sie es selbst wollen. Dann werden die Ratten in zwei Gruppppen geteilt und getrennt. Alle Ratten bekommen nur noch eine Mahlzeit am Tag. Die erste Gruppe darf ihr Laufrad behalten, die zweite Gruppe nicht. Die Ratten ohne Laufrad blieben trotz karger Rationen gesund. Die anderen aber steigerten ihre Laufrunden von 100 auf 1000 pro Tag. Wäre das Experiment nicht abgebrochen worden, hätten sich wohl einige Ratten sich zu Tode gerannt.[11] In der freien Wildbahn wäre das Laufen für die Ratten insofern sinnvoll, als sie dort etwas zu fressen finden könnten.

Den exzessiven Sport finden wir oft bei Frauen mit Bulimarexie, einer Mischung aus Anorexie und Bulimie. Meist sehen diese Frauen magersüchtig aus, haben aber Esssanfälle und erbrechen. Manche sind regelrecht »laufsüchtig«.

Meine eigene Einschätzung bei »Laufsucht« ist eher, dass manche Frauen laufen, weil:

➢ sie Schuldgefühle wegen Kaloriensünden haben,
➢ sie beim Laufen eine Hochstimmung überkommt (»runner's high«),
➢ sie sich abzulenken versuchen,

➢ sie nicht in Selbstvorwürfe und Depression verfallen wollen,

➢ sie innerlich auf der Flucht sind.

Lassen wir eine Frau zu Wort kommen, die früher viel gelaufen ist, jetzt aber Knieprobleme bekommen hat: »*Irgendwie war immer so eine Unruhe in mir. Ich konnte mich nicht einmal zum Essen hinsetzen. Immer Hummeln im Hintern. Täglich musste ich mindestens zwei bis drei Stunden laufen. Nicht, dass ich soviel Zeit gehabt hätte. Ich joggte einfach überall hin, wie zum Beispiel zum Einkaufen. Immer hatte ich meinen Rucksack dabei und war ständig verschwitzt. Wenn ich so richtig ausgepowert war, ging es mir am besten. Dann hatte ich das Gefühl, etwas geleistet zu haben. Als meine Knieprobleme anfingen und ich nicht mehr joggen konnte, wurde ich fast verrückt. Es war so eine unendliche Leere in mir. Dann wurde ich depressiv. Jetzt habe ich mit Rad fahren angefangen. Das übertreibe ich aber auch schon wieder ...*«

Einerseits baut Sport Druck und Stress ab, andererseits kann er ein Hindernis sein, sich mit den Ursachen von genau diesem Druck und Stress auseinanderzusetzen. Dann nimmt Sport den Leidensdruck und verhindert die Konfliktlösung.

VI

Selbsthass – der Kern der Essstörung

Sich selbst der größte Feind

Wenn Karin morgens in den Spiegel schaut, ist sie mehr als unzufrieden: »*Ich könnte kotzen, wenn ich mich so sehe. Die wabbligen Schenkel, der fette Bauch, die Ringe unter den Augen, die blasse Haut. Ich fühle mich dann so elend. Wie ein Versager. Wenn mich mein Mann dann so sieht, sagt er nur: Wenn du doch so unzufrieden bist, dann mach halt was. Dann fühle ich mich von ihm auch noch im Stich gelassen und denke, ich habe es nicht besser verdient.*«

In solchen Momenten ist sich Karin selbst der größte Feind. Anstatt sich selbst gut zuzureden, wertet sie sich ab, steigert sie sich in Selbstvorwürfe hinein, die nicht berechtigt sind, und sieht sie das lieblose Verhalten ihres Mannes auch noch als gerechte Strafe an. Warum tut sie sich selbst so etwas an?

Erinnern wir uns an die vier Untugenden essgestörter Frauen: Unverständnis für sich selbst, Ungeduld, Besessenheit und Verzweiflung. Dahinter steckt der blanke Selbsthass. Ohne den Selbsthass anzuschauen, können wir keine Essstörung verstehen. Wo aber kommt dieser Selbsthass her?

> ➢ **Wer** hat Sie nicht verstanden?
> ➢ **Wer** hatte keine Geduld mit Ihnen?
> ➢ **Wem** konnten Sie nichts recht machen?
> ➢ **Wer** hat Sie so im Stich gelassen?

Der Weg führt in Ihre Kindheit. Es geht mir nicht darum, Ihre Eltern, Geschwister oder Lehrer zu verteufeln. Es geht mir darum, dass Sie einen groben Begriff davon bekommen, was einen Menschen in die Selbstentfremdung und damit in die

Sucht treibt. Wenn ein Kind zur Welt kommt, ist es völlig hilflos mit all seinen Bedürfnissen und Unzulänglichkeiten. Es ist wehrlos den Eltern ausgeliefert. Kein Tier ist so hilflos nach der Geburt wie der kleine Mensch. Deshalb müssen Menschenmütter ihrem kleinen Kind einen »sozialen Uterus« bieten. Ein Uterus schützt, nährt und lässt wachsen. Der soziale Uterus muss vor Reizüberflutung schützen, adäquate Nahrung liefern und so viel Flexibilität haben, dass das Kind altersgemäße Erfahrungen machen kann. Der unreife Säugling und später das abhängige und neugierige Kleinkind ist von der Evolution her auf bestimmte Erfahrungen nicht vorbereitet und reagiert mit späteren neurotischen Störungen.

Der soziale Uterus muss vor Reizüberflutung schützen, adäquate Nahrung liefern und so viel Flexibilität haben, dass das Kind altersgemäße Erfahrungen machen kann.

Zu diesen *Schock-Erfahrungen* zählen:

➢ Trennung von der Mutter (auch für kurze Zeit),
➢ Hungern lassen (vier Stunden-Rhythmus),
➢ über Stunden in seinem Bettchen abgelegt werden (Isolation),
➢ Alleinsein,
➢ dass niemand kommt, wenn es schreit (Verlassenheit mit Ohnmacht gekoppelt),
➢ dass keine adäquaten Sinnesreize vorhanden sind, wie sie zum Beispiel beim Getragenwerden vermittelt werden, d.h. wenn das Kind beispielsweise viel Zeit im Laufstall verbringt,
➢ wechselnde Bezugspersonen (kein Ur-Vertrauen, Resignation).

Menschenbabys sind »Traglinge«. Sie gehören in der ersten Zeit an den Körper der Mutter. Tag und Nacht. Darauf sind sie

programmiert. Dann entwickeln sie ihr *Urvertrauen,* und von
dieser Vertrauensbasis aus entwickeln sie *Neugier auf die Welt.*

Urvertrauen in die Mutter, deren Zuverlässigkeit und
wohlwollendes Funktionieren, sind das Fundament.
Wenn dieses brüchig ist, ist das ganze »Haus« in Ein-
sturzgefahr.

**Menschen-
babys sind
»Traglinge«.**

Am Anfang war Erziehung

Säuglinge und Kleinkinder sind anstrengend! So anstrengend
wie es sich kein Kinderloser vorstellen kann. Und das rund
um die Uhr, sieben Tage die Woche, 365 Tage im Jahr. So
hatte man sich das Kinderhaben nicht vorgestellt. Wenn sich
die Eltern von ihren Vorstellungen, wie alles zu sein hat, einigermaßen frei machen können und sich auf den unberechen-
baren und lebendigen Prozess mit dem Kind einstellen können, dann lernen sie in dieser Zeit eine Menge über ihr Kind,
über menschliche Bedürfnisse allgemein – und über sich
selbst. Lockerheit, Humor und Flexibilität helfen dabei.

Haben Eltern aber ein klares Bild, wie ein »gut erzogenes
Kleinkind« zu sein hat, dann fangen sie möglicherweise
schon früh an, ihr Kind zu »erziehen«. Schließlich wollen sie
sich nicht auf der »Nase herumtanzen« lassen. Dann wird das
Kind getrimmt, von Anfang an in seinem eigenen Bett zu
schlafen, sich an feste Mahlzeiten zu halten, und wenn es
schreit, lässt man es liegen, denn wer lässt sich schon gerne
tyrannisieren? Die Eltern freuen sich, wenn ihre »Maßnah-
men« wirken. Dass das Kind resigniert hat und nun glaubt, es
sei keine Zuwendung wert, wissen sie nicht. Die Zerstörungs-
spirale des Selbsthasses hat begonnen.

Später in der Psychotherapie, die ein so armes Wesen einmal braucht, weil es »Symptome« entwickelt, die keiner versteht, kommen diese *Entbehrungen* sehr schmerzhaft ans Licht. Dann fühlt es noch einmal den Schmerz des Weggelegt-Werdens und die Demütigung und ohnmächtige Wut des eingeengten Kleinkindes. Und dann versteht es, warum es sich später den Mund stopfen muss: Es befürchtet Liebesverlust, wenn es seine Bedürfnisse zeigt.

Manche Eltern gehen dann noch so weit, ihre kleinen Kinder körperlich zu züchtigen. Schütteln und Klapse tun weh. Nicht nur körperlich. Das kleine Kind merkt **Gewalt gegen** sich, wie es behandelt wird. Es integriert Gewalt unbe- **sich selbst wird** wusst und unreflektiert in sein eigenes Verhaltensre- **in der Familie** pertoire. *Gewalt wird in der Familie gelernt.* »Je früher **gelernt.** nämlich die Gewalt einsetzt, umso nachhaltiger wirkt das Gelernte und umso weniger kann es vom Bewusstsein kontrolliert werden.«[12]

Das Kind wird sich als Erwachsener selbst so behandeln. Es gibt Klienten, die sich selbst ohrfeigen. Die sich die Arme zerschneiden und sich unaufhörlich selbst beschimpfen. Die Drogen nehmen, »um nicht mehr sie selbst zu sein«. Das nennt man dann eine Borderline-Störung, unter der etwa ein Viertel aller Frauen mit Bulimie ebenfalls leiden.

Unterdrückte Wut und Selbstzerstörung

Leider ist das noch nicht alles. Ein geschlagenes Kind wird dieses Verhalten nicht nur imitieren, sondern auch die Täter bewundern (»Ich habe die Tracht Prügel gebraucht.« »Eine Tracht Prügel hat noch keinem geschadet.«) und sich ihnen unterordnen. Prügelnde Eltern erziehen kleine »Untertanen«, Duckmäuser, die sich nicht getrauen, offen für etwas einzustehen, aber stattdessen hintenherum im Verborgenen agieren. Und auch das ist noch nicht alles. Ein Kind, das die Erfahrung gemacht hat, dass die eigenen Eltern, bei denen es Schutz suchen will, es angreifen und ihm weh tun, versteht im wahrsten Sinn des Wortes »die Welt nicht mehr«. Sein Schutzsystem – die Mutter zuerst und dann zunehmend der Vater – ist außer Kraft gesetzt. Es kann diesem Schutzsystem nicht mehr vertrauen. Das Kind *implodiert* psychisch, das heißt es lenkt seine Wut gegen sich selbst! Es wäre zu gefährlich, in diesem Lebensalter zu *explodieren*, d. h. die Wut nach außen zu tragen. Es bekommt Angst vor seinen Eltern. Es duckt sich – auch vor anderen Autoritäten.

Das Kind implodiert psychisch, das heißt es lenkt seine Wut gegen sich selbst.

Man hat festgestellt, dass geschlagene Kinder häufiger krank sind und mehr Unfälle haben als solche, die zartfühlender erzogen werden, und dass geschlagene Kinder kurzfristig folgsamer sind, langfristig aber aggressiver und zerstörerischer.[13] Durch die unterdrückte Wut und das Entsetzen in den ersten drei Lebensjahren tritt eine körperliche und seelische Selbstzerstörung ein, denn die ungeheure Energie der Implosion muss sich Platz schaffen. Hirnforschungen haben gezeigt, dass im Zustand von Stress bereits neu ausgebildete Neuronen und ihre Verbindungen zerstört werden. Denkblockaden entstehen, die die Erinnerung an den Schmerz lindern und somit eine Abspaltung von Gefühlen und Erinnerung bewirken. Einerseits kann damit der Schmerz verdrängt werden, andererseits entsteht eine *emotionale Blindheit* für eigenes Leiden und eigenes Wollen. Es gibt genügend essgestörte Frauen, die sich an ihre Kindheit kaum bewusst erinnern. Nur ihre Symptome sprechen eine deutliche Sprache, und man kann im Nachhinein einiges rekonstruieren.

Diese Verdrängung »hilft« einerseits, die Vergangenheit zu beschönigen. Andererseits schadet die Denkblockade, da der Zugang zu den verdrängten Gefühlen nicht mehr da ist und genau das auftritt, was wir bei allen Essstörungen haben: Unverständnis und Ungeduld mit sich selbst und seinem Verhalten.

Einerseits kann damit der Schmerz verdrängt werden, andererseits entsteht eine emontionale Blindheit für eigenes Leiden und eigenes Wollen.

Trost bringt Heilung

Es gibt keine Kindheit ohne Schmerz, ohne Enttäuschung, ohne Brüche. Wie wir diese verarbeiten können, hängt davon ab, in welchem Lebensalter sie auftreten, von wem sie verursacht wurden und ob wir liebevoll getröstet wurden.

Ein liebevoller Tröster gibt uns die Gewissheit: Auch wenn das, was dir passiert ist, sehr schlimm ist, so bist *du selbst* trotzdem in Ordnung. Ein ungetröstetes Kind hingegen bekommt den Eindruck: Dass dir das passiert ist, ist ganz alleine deine Schuld. Es zeigt, wie schlecht du bist.

Wer schon so früh sein Ur-Vertrauen eingebüßt hat, ist natürlich empfindlicher bei späteren Kränkungen, Zurückweisungen, Demütigungen und Brutalitäten in der Schulzeit.

Ein vorgeschädigtes Kind versucht noch mehr als andere Kinder herauszufinden, wie es zu sein hat, um Anerkennung zu bekommen. Es verwechselt Anerkennung mit Liebe, da es nicht weiß, wie sich bedingungslose Liebe anfühlt. **Bedingungslos liebende Eltern sind dankbare Eltern.** »Das Kind wird die Dankbarkeitsstimmung der Mutter, des Vaters mit hoher Sensibilität wahrnehmen – oder schmerzlich vermissen. Es erlebt sie in Nuancen der Gebärde und Sprache, in der Art, wie es berührt, zu Bett gebracht, gefüttert, gekleidet, getröstet wird, denn es ist mit seinem ganzen Wesen ein einziges, großes Wahrnehmungsorgan für solche Nuancen ... In allen direkten Berührungen, die das Kind anfänglich mit der Außenwelt hat, kann es jene Dankbarkeitsstimmung wie mitschwingend, mitklingend aufnehmen und in sich ausgebreitet finden als ein tief befriedigendes Gefühl der Geborgenheit im eigenen Leib.«[14]

Ein Kind, das solch gute Erfahrungen gemacht hat, hat eine tiefe Garantie, dass trotz aller Unbill des Schicksals der körperliche Kontakt mit andern Menschen Geborgenheit und ein wohliges Gefühl gibt. Dies nennt der anthroposophische Heilpädagoge Henning Köhler eine »vertrauensbildende Leiberfahrung«.

Eine solche ist quasi das Fundament für das gesunde Selbstvertrauen.

Gut ist nicht gut genug

Frauen mit Essstörungen kennen zumeist keine »Geborgen-heit im eigenen Leib«. Ein Gefühl der Entfremdung hat sich früh breit gemacht, das in Scham mündet und in das Gefühl, für die Welt nicht gut genug zu sein.

Die Psychotherapeutin Susie Orbach fragte einmal: »Wenn die Diät die Antwort ist, wie lautet dann die Frage?« Die Frage lautet: Wie werde ich gut genug, um Liebe zu bekommen?

»Ich kann heute gar nicht mehr sagen, wie groß ich damals gewesen bin. Hingegen kann ich mich immer noch sehr prä-zise daran erinnern, daß ich 42 kg wog. Und ich weiß auch noch, dass es ein Mädchen gab, das bloß 28 kg wog. Ich hätte alles dafür gegeben, 28 kg zu wiegen. ›Wenn es dich stört, so schwer zu sein, musst du eben eine Diät machen‹, sagte meine Mutter, und die Tage, an denen ich mit Freude beden-kenlos und ohne Reue gegessen hatte, lagen für alle Zeiten hinter mir.

Der Entschluss zur ersten Diät ist ein einschneidender, wenn nicht sogar der wichtigste Moment im Leben eines Mädchens. Jedenfalls ist er bedeutender als das maßlos über-schätzte Ereignis der Entjungferung. Eine Art Initiationsri-tus, nur, dass du nicht als fertige Frau daraus hervorgehst, sondern immer wieder von vorn anfangen musst. Du bist elf oder zwölf, und vielleicht bist du auch erst zehn, wenn du be-greifst, dass du so wie du bist auf keinen Fall bleiben kannst. Fortan wirst du versuchen, anders zu sein, und zwar besser – also weniger.«[15]

Das endlose Karussell des Gut-genug-Werdens dreht sich im-mer schneller. Dünner werden, schöner werden, bessere No-

Das Gefühl, jetzt habe ich alles gegeben und es reicht immer noch nicht, laugt aus und verbittert.

ten schreiben, beliebter werden. Nie hat die betroffene Frau Ruhe. Nie ist es gut genug. Das kränkt. Das Gefühl, jetzt habe ich alles gegeben und es reicht immer noch nicht, laugt aus und verbittert. Für mich war interessant, was betroffene Frauen außer direkter körperlicher Gewalt als einschneidende Verletzungen von Seiten der Eltern wahrgenommen haben:

➤ *»Meine Eltern sollen endlich begreifen, dass ich ein eigener Mensch bin mit eigenen Gedanken und Ansichten und keine Lernmaschine...«*

➤ *»In dieser Zeit wünschte ich mir schon fünf Jahre lang ein Pferd. Ich war in der Schule sehr gut, da ich immer den Gedanken vor Augen hatte: ein Pferd! Mein Vater versprach mir auch eines, aber erst, wenn ich ihm das Abi »auf den Tisch lege«. Doch nach und nach verging der Traum, da mich mein Vater immer wieder hinhielt, bis ich das Reiten aufgab.«*

➤ *»Ich habe meiner Mutter einen Brief geschrieben, in dem ich klare, knallharte Forderungen an sie stellte. Ich habe ihr geschrieben, dass ich nicht nur benutzt werden will, sondern auch mal jemanden brauche, der mir zuhört.«*

➤ *»Hatte ich in der Schule eine Eins, war das selbstverständlich. Hatte ich eine Zwei, fragten sie: Warum keine Eins? Dabei waren meine Eltern nur auf der Volksschule und ich auf dem Gymnasium.«*

➤ *»Meinen Eltern habe ich nie von meinem Essproblem erzählt. Immer, wenn ich bei ihnen bin, wollen sie mir so viel zu essen geben. Auf der anderen Seite heißt es dann aber: Iss nicht so viel, du wirst ja immer dicker.«*

➢ »Am meisten kränkt mich, dass meine Eltern mir nichts zutrauen und mir auch nicht vertrauen. Ich glaube, die trauen mir alles Negative zu.«

➢ »Ich fühle mich ausgeliefert, abhängig, als ob ich eine Marionette sei, deren Fäden ein anderer zieht.«

➢ »Ich sollte anders sein und woanders sein, als ich bin.«

➢ »Meine Eltern erzählen immer ganz begeistert, wie die Nachbarstochter mit dem Computer umgehen kann. Dabei hat die nicht viel Ahnung, da sie noch zur Schule geht. Ich selbst studiere Mathematik und kenne mich wirklich mit Computern aus. Aber das zählt nicht.«

➢ »Meine Eltern haben mich nie umarmt und ich habe auch nie gesehen, dass sie sich geküsst hätten.«

➢ »Meine Eltern glaubten mir nicht. Sie kontrollierten alles. Auch mein Essen. Als meine Mutter mein heimliches Essen merkte, machte sie einen Strich an die Milchflasche. Wenn ich daraus getrunken hatte, habe ich einfach Wasser nachgefüllt.«

➢ »Meine Mutter klebte ein langes Haar zwischen Kühlschranktür und Kühlschrank. Wenn ich den Kühlschrank öffnete, riss das Haar durch. So kontrollierte sie mich.«

➢ »Ändere dich. Du bist schlecht. Keiner liebt dich.«

Diese mündlichen oder schriftlichen Aussagen stammen aus »unauffälligen« Familien. Es ist der »normale« Umgang zwischen Eltern und dem später essgestörten Kind. Verletzungen und Beschämungen sind in Familien mit essgestörten Kindern häufiger als in Familien ohne Essstörungen. »So werden in Familien mit Essstörungen häufiger kritische und abwertende Kommentare zu Figur, Gewicht und Essverhalten der später Essgestörten abgegeben als in Familien gesunder Versuchspersonen. Darüber hinaus zeigen Studien aus den 90-er Jahren, dass elterlicher Schlankheitsdruck vor allem durch die Mütter, die sich selbst sehr um Schlankheit bemühen, die Tendenz zu pathologischen Formen des Diätverhaltens verstärkt.«[16]

Warum ist es den Müttern so wichtig, eine schlanke Tochter zu haben? »Um ihnen negative Erfahrungen zu ersparen«, antworten viele Mütter. Es ist nicht die ganze Wahrheit. Der *Selbsthass der Mutter* bezieht auch ihr »Produkt«, das Kind mit ein. Die Mutter schämt sich für die Tochter.

Disziplin und Kontrolle

Schläge sind sicherlich ein eher extremes Druckmittel. Eltern bringen einem aber ihre Missbilligung nicht immer so »handgreiflich« entgegen. Noch weiter verbreitet sind Abwertung, Demütigung und Spott, deren Wirkung auf sensible Kinder verheerend ist. Was sich »Erziehung« nennt, ist oft nicht mehr als ein liebloser Drill.

Karin erzählt: *»Ich habe die Erwartungen meiner Eltern nicht erfüllt. Ich habe mein Medizinstudium abgebrochen und bin »nur« Hausfrau. Das hätte ich auch billiger haben können, sagt mein Vater. Meine Mutter hätte mich am liebsten als ihre Freundin, Dienerin und Ersatzmama gehabt. Immer zu Diensten, meine Königin. Als Kind erwartete* *meine Mutter eine Miniaturerwachsene. Benimm dich, hieß es. Aber wie? Bestimmt nicht wie ein Kind. Zieh kein Gesicht, setz dich gerade hin. Nimm die richtige Gabel, iss nicht mit den Händen. Leg die Serviette in den Schoß. Sag »bitte« und »danke« und entschuldige dich. Grüße Erwachsene und gib höflich Antwort, wenn du etwas gefragt wirst. Pass auf, was du sagst. Erzähle nichts von zu Hause. Benimm dich, beherrsche dich. Reiß dich zusammen.«*

Karin lernte früh, dass nur, was ihren Eltern nützte, gewünscht war. Und dieses »Idealbild« von einem Kind konnte Karin nur durch extreme Disziplin und Kontrolle erreichen und aufrechterhalten. Die Mutter war stolz, als Karin schon mit eineinhalb Jahren sauber war.

Wie Karin konnten die meisten Kleinkinder nicht selbst bestimmen,

➤ wann sie sich von der Brust entwöhnen,
➤ wann sie im eigenen Bett und nicht mehr bei den Eltern schlafen,
➤ wie schnell oder langsam sie essen,
➤ was sie essen und was nicht,
➤ wann und wie viel sie essen,
➤ wann sie den Schnuller ablegen wollen,
➤ wann sie schlafen und wie lange,
➤ in welchem Alter sie das Klo benutzen wollen.

Ein Kind möchte langsam und in kleinen Schritten Brust, Schnuller und Windel aufgeben. Zu *seiner* Zeit. Durch schematische Vorgaben von außen verliert es sein Gespür für das Eigene (Bedürfnisse, Impulse, Zeitrahmen) und nimmt fremde Normen an. Diese werden so stark verinnerlicht, dass später die eigenen Bedürfnisse Schuldgefühle machen. Das Kind kontrolliert sich immer mehr und versucht, seine Spontaneität einzuschränken. Selbstentfremdung und Selbstunterdrückung sind die Folge. Ich kenne Frauen, die heute noch schwere Schuldgefühle haben, wenn sie morgens im Urlaub länger schlafen oder wenn sie die Heizung im Badezimmer anmachen. Oder eben die Frauen, die Schuldgefühle haben, wenn sie essen.

Frühboten der Selbstzerfleischung

Der Selbsthass ist bei der Überwindung der Essstörung das größte Hindernis. Deshalb ist es wichtig, dass wir ihn so frühzeitig wie möglich erkennen und gegensteuern. Der voll ausgeprägte Selbsthass drückt uns immer mehr in die »Niedergeschlagenheit.« Wir schlagen uns selbst nieder: »Das Gehirn verliert dabei seine Wandlungsfähigkeit. So ist Trübsal ein Zustand der Erstarrung. Dadurch erlahmt nicht nur die Tatkraft, das Leben anzugehen ... Die Fähigkeit zu empfinden schwindet, auch der Verstand und die Konzentration lassen nach.«[17] Wenn sogar so einfache Aufgaben wie Spielkarten sortieren von Depressiven schlechter durchgeführt werden, kann man sich vorstellen, wie diese Niedergeschlagenheit sich auf noch komplexere Denkvorgänge auswirkt.

Lernen Sie, die ersten Anzeichen bei sich zu erkennen!

➢ *»Ich merke meinen Selbsthass immer zuerst an meiner Unzufriedenheit. Dann schaue ich in den Spiegel und gefalle mir nicht. Dann schaue ich in den Kleiderschrank und finde nichts zum Anziehen. Und dann kann mir keiner etwas recht machen. Ich* schnauze meine Kinder wegen Nichtigkeiten an und meinen Mann erst recht«, sagt Karin.

Bei ihr sind die Vorboten des Selbsthasses **Unzufriedenheit und Gereiztheit**.

➢ »Ich bin in solchen Momenten extrem empfindlich. Im Geschäft breche ich dann sogar schon mal in Tränen aus, wenn mein Chef mir dumm kommt. Irgendwie brauche ich dann viel Bestätigung. Aber gleichzeitig kann ich Lob und Anerkennung gar nicht glauben«, meint Stefanie.

Bei ihr leiten **Empfindlichkeit und Verletzbarkeit** die seelische Talfahrt ein.

➢ »Ich merke es daran, dass ich immer passiver werde. Wenn ich von der Arbeit komme, mache ich nichts mehr im Haushalt. Ich rufe keinen mehr an und verkrieche mich. Sport mache ich dann auch nicht mehr und ziehe mich völlig zurück. In dieser Zeit nehme ich dann auch extrem zu«, sagt Anita, 42, Mediengestalterin.

Bei ihr ist es eine zunehmende **Unbeweglichkeit**.

➢ »Bei mir ist es ganz anders. Ich merke meinen Selbsthass immer daran, dass ich andere Leute glühend beneide. Immer um Dinge, die ich nicht habe. Ich beneide dann jeden Bestsellerautor. Wieso verkaufen sich seine Bücher so gut und meine werden gar nicht erst geschrieben? Wieso hat der keine Schreibblockade?«, fragt Mariella, 35, Erzieherin und eine Frau, die gerne schreiben würde, sich aber nicht traut.

Sie nennt den **Neid auf den Mut anderer** als Auftakt zum Teufelskreis der Selbstzerfleischung.

➢ »Ich merke, dass ›es‹ wieder los geht immer daran, dass ich mich wie wild in Aktivitäten stürze, Projekte ankurble, mit Kollegen unheimlich konkurriere und alle abwerte. Irgendwie scheine ich dann selbst nicht mehr zu glauben, dass ich o.k. bin und möchte Beweise von außen. Da ich aber alles gleich übertreibe, ziehen sich die Kollegen eher von mir zurück. Dann falle ich voll in die Depression«, erzählt Annabella, 38, Wissenschaftlerin.

Sie wehrt sich durch **Flucht in die Manie** gegen den Teufelskreis aus Selbsthass und Depression.

➤ »Wenn andere meine Rechte nicht würdigen, bekomme ich eine mörderische Wut. Wenn ich zum Beispiel auf der Autobahn fahre und es überholt mich einer rechts, dann blinke ich sofort rechts, fahre rechts rüber und bremse den anderen voll aus. Ich weiß, das kann lebensgefährlich sein, aber in diesem Moment ist es mir egal. Ich bin schon mehrfach an einem schweren Unfall vorbei geschrammt«, sagt Jasmin, 22, Studentin.

Sie reagiert auf die Verkehrssünde eines anderen mit **Rache** und potentieller **Selbstzerstörung**.

➤ »Wenn ich in die Stadt gehe und mir etwas zum Anziehen kaufen will, merke ich, dass mir nichts gefällt. An allem habe ich etwas auszusetzen. Habe ich dann doch etwas gefunden, was mir gefällt, dann rede ich mir ein, dass es sein Geld nicht wert ist. Dass das mit dem realen Preis nichts zu tun hat, ist mir schon lange klar. Ich gönne mir an diesen Tagen nichts. Es ist ein extremer Geiz mir selbst gegenüber. An solchen Tagen ist immer ein Fressanfall fällig«, meint Maren, 28, Krankenschwester.

Sie gönnt sich nichts. **Geiz und Selbstfrustration** sind ihre Selbsthass-Indikatoren.

➤ »Es gibt Tage, an denen kann ich einfach keine Entscheidung fällen. Morgens weiß ich schon nicht, was ich anziehen soll, bin mit jeder Entscheidung unzufrieden. In der Kantine kann ich mich nicht entscheiden, welches Gericht ich nehmen soll. Hinterher denke ich immer, du hättest etwas anderes essen sollen. Alle Ent-

scheidungen, die ich getroffen habe, zweifle ich an. Das ist so quälend«, erzählt Monika, 42, Archivarin.
Bei ihr zeigen eine **Entscheidungsunfähigkeit** und erheb-
liche **Selbstzweifel**, dass Selbsthass sich ausbreitet.

➤ *»An solchen tristen Tagen nehme ich meinen Körper anders wahr.
Hier ein Ziehen, da ein Zipperlein. Und diese Zipperlein, denen ich
normalerweise gar keine große Beachtung schenke, werden jetzt
schnell zur tödlichen Krankheit. Bestimmt habe ich Krebs! Dann
lese ich in meinen Medizinbüchern nach und entdecke immer mehr
Symptome. Irgendwann fühle ich mich so krank, dass ich mich
weinend ins Bett verkrieche. Nur meine Familie kann mich wieder
auf andere Gedanken bringen«*, beschreibt Marlies, 45, Ärztin.
Sie bohrt sich in eine **Hypochondrie** hinein, die ihr Höl-
lenqualen beschert.

Ob wir in einer Situation verletzt sind, ob wir uns in Krank-
heiten hineinsteigern, ob wir andere abwerten, ob wir uns
selbst verletzen, ob wir uns nichts gönnen oder ob wir vor der
Glotze vor Passivität erstarren, hat nichts mit der äußeren Situation zu tun. Eine kleine Bemerkung, eine an sich harmlose
Beobachtung hat diese Gefühle der Minderwertigkeit, der
Selbstverachtung und Selbstzerfleischung ausgelöst und die
alte Wunde neu aufgerissen. Die Entwürdigung, die uns einst
andere zugefügt haben, haben wir nun vollständig selbst
übernommen. Wenn wir es schaffen, die ersten Anzeichen
von Selbstentwürdigung zu erkennen und uns gegen sie zu
wehren, entgehen wir der Depression. Wenn wir es nicht
schaffen, können wir uns bis zum Selbstmord in diese seelischen Qualen hineinsteigern. Oder wir können eine Not-
bremse ziehen: Den Essanfall.

Wie werde ich mein Essproblem bloß wieder los?

Wenn Essen das Wichtigste im Leben ist

➤ »*Ich bin 24 und Studentin. Bereits vor dem Abitur habe ich nur gebüffelt und mir nichts gegönnt, nur um gute Noten zu haben. Die einzigen Lichtblicke waren die ›Esspausen‹, die ich mir zugestand.*«

➤ »*Ich nahm immer mehr zu, weil Essen der einzige Genuss in meinem Leben war. Ich gönnte mir keinen Spaß, nur Lernen. Ein ständig schlechtes Gewissen in jeder Hinsicht war angesagt: zu wenig gelernt, zu viel gegessen, zu wenig Kontakte, zu ernst und pessimistisch gewesen.*«

➤ »*Meine Art, auf Probleme zu reagieren, ist sehr passiv. Weil ich nicht über meine Sorgen, Ängste und Nöte reden kann, schlucke ich sie einfach hinunter. Warum? Welche Art von Leere versuche ich mit dem Essen zu füllen?*«

➤ »*Ich kann nicht mehr so weiter machen wie bisher, aber was meine Bedürfnisse sind, weiß ich nicht. Ich kenne mich überhaupt nicht. Meine ehemaligen Hobbys waren durch die Sucht bedingt (viel Sport um abzunehmen). Damit kann ich nichts mehr anfangen. Nichts reizt mich, ich habe kein Interesse, meine Freundschaften zu erhalten ... Ich weiß nicht, was sich die Person, die ich wohl bin, vorstellt.*«

➤ »*Auslöser für meine Fress-Phasen waren meist die Einsamkeit und dass ich mich von niemandem verstanden fühlte.*«

So quälend die Essanfälle auch sind, so befriedigend, wohltuend und heiß ersehnt sind sie doch auch oft. Klientinnen, die auf meiner Therapie-Warteliste stehen, bekommen in der Wartezeit oft schreckliche Essanfälle. Aus Angst, dass ihnen die Essstörung »weggenommen« wird, dass sie keinen Essanfall mehr haben dürfen und sich von nun ab ihr ganzes Leben zusammenreißen müssen. Der Essanfall ist die »Schattenseite« der zu braven Frau. Eine Essstörung lässt sich weder wegnehmen noch abstellen wie ein Wasserhahn. Sie lässt sich nur verstehen und allmählich überflüssig machen. Die Essstörung zu verstehen heißt nichts weniger als sich selbst zu verstehen.

Eine Essstörung lässt sich weder wegnehmen noch abstellen wie ein Wasserhahn. Sie lässt sich nur verstehen und allmählich überflüssig machen.

Was ein Essanfall alles kann

Die Werbung wird immer dreister. Jetzt lockt sie die essgestörten Frauen: Da sind auf einer Illustriertenseite drei Beutel abgebildet. Einer mit Marzipankonfekt, einer mit Nusskonfekt und einer mit Nougatkonfekt. Darunter steht: Der Abend ist gerettet.

Ein Essanfall kann noch viel mehr als einen Abend retten. Er kann:

➢ ein Ventil für Spontaneität, Großzügigkeit und Ungehemmtheit sein,
➢ mundtot machen,
➢ entspannen und beruhigen,
➢ etwas geben, was einem keiner mehr nehmen kann,
➢ trösten, füttern und einlullen,
➢ eine Ruhepause verschaffen, wenn man dabei sitzt,

➢ einen triftigen Grund schaffen, bestimmte Dinge nicht zu tun,
➢ einem Gutes gönnen, wenn man sich sonst nichts gönnt,
➢ eine kurzfristig heile Welt vorgaukeln,
➢ die Aufmerksamkeit von schlimmeren Problemen aufs Essen lenken,
➢ einen vor Entscheidungen bewahren,
➢ so viele Schuldgefühle machen, dass man hinterher besser stillhalten kann,
➢ einen pflegeleicht machen,
➢ eine Entschädigung sein,
➢ einen bei Erschöpfung über Wasser halten,
➢ so viel Übelkeit verursachen, dass der Termin, vor dem man sich fürchtet, platzt.
➢ das Image der Netten, Hilfsbereiten, Verständnisvollen stützen,
➢ Gefühle vernebeln und Illusionen aufbauen,
➢ immer für uns da sein: Essen stellt keine Fragen und keine Ansprüche,
➢ erlauben, über die Stränge zu schlagen, gierig und unersättlich zu sein,
➢ Geborgenheit, Wärme und ein »Hüllengefühl« schenken.

Und die ersten zehn Bissen schmecken auch noch gut. Verstehen Sie jetzt, dass ein solches Allheilmittel nicht einfach aufgegeben werden kann?

Solange wir uns vom Essanfall den Abend retten lassen, müssen wir uns nicht mit unserer Einsamkeit auseinander setzen. Das ist die »gute« Nachricht. Die schlechte ist: Wir lernen es nicht, dieser Einsamkeit langfristig zu entfliehen. Wir müssen unser Weltbild nicht verändern und nicht so genau hinsehen. Wir haben das Essen wie eine Schmusedecke, in die wir uns einhüllen können.

Lassen Sie also zu, dass Sie im Moment das Essen noch dringend brauchen. Das wird auch noch eine ganze Weile so sein.

Erste Hilfe bei Essanfällen:

➤ Wenn der Essdruck kommt, dann versuchen Sie zu erspüren, was Sie wirklich essen möchten.
➤ Besorgen Sie sich genau dieses Lebensmittel. Essen Sie es so langsam wie möglich. Ich weiß, dies ist fast nicht möglich, aber versuchen Sie es trotzdem.
➤ Konzentrieren Sie sich ganz auf den Geschmack und die Konsistenz der Nahrung.
➤ Horchen Sie beim Essen immer wieder in sich hinein, ob Sie schon aufhören können oder noch nicht.
➤ Lenken Sie sich nicht ab durch Lesen oder Fernsehen.
➤ Haben Sie Geduld mit sich, und beschimpfen Sie sich nicht. Niemals!
➤ Schreiben Sie nach jedem Esssanfall fünf positive Aspekte auf eine Liste, und sammeln Sie diese in Ihrem Tagebuch.

Wie eine gute Mutter

Ein Essanfall hat mütterliche Qualitäten: Er tröstet, nährt, beruhigt, besänftigt, lässt einschlafen, entspannt und schirmt vor zu vielen Reizen ab. Im Essanfall rücken drängende Probleme mit der Außenwelt weit weg. Ein Essanfall »stillt«. Für ein Baby an der Brust ist die Heimat dort, wo die Mutter ist. Und nicht nur für ein Baby! Heimat ist dort, wo unsere Ur-Bedürfnisse gestillt werden. Und essen gehört dazu. Es bringt Kalorien.

Die Kalorie ist in der Physik eine Wärmeeinheit. Es ist die Energie, die nötig ist, um einen Liter Wasser von 14 auf 15 Grad hochzuheizen. Da Sie sich beim Essanfall aber nach menschlicher Wärme sehnen, können Ihnen die physikalischen Kalorien nur bedingt geben, was Sie brauchen. **Der Essanfall hat die Funktionen einer Baby- und Kleinkindmutter.** Der Essanfall hat die Funktionen einer Baby- und Kleinkindmutter, so seltsam das klingt. Er muss Bedürfnisse stillen, die jemand, der seine Bedürfnisse als Baby und Kleinkind besser befriedigt bekommen hat, auf andere Weise stillen kann. Die Essanfälle verschwinden allmählich in dem Maße, in dem Sie sich selbst eine gute Mutter geworden sind.

Das heißt:

➢ wenn Sie Ihren Körper gut ernähren,
➢ wenn Sie Ihre Seele gut nähren,
➢ wenn Sie sich entspannen können,
➢ wenn Sie sich Zeit lassen und Geduld mit sich haben,
➢ wenn Sie verstehen, was der Esssanfall Ihnen geben will,
➢ wenn Sie genügend schlafen,
➢ wenn Sie Ihre Einsamkeit durchbrechen,

> ➤ wenn Sie Gelassenheit entwickeln,
> ➤ wenn Sie sich selbst beruhigen können,
> ➤ wenn Sie sich Ihre Wut zugestehen,
> ➤ wenn Sie sich abgrenzen lernen,
> ➤ wenn Sie sich Ihre Würde zurückgeben.

Und dabei kann uns der Essanfall immer wieder wie ein roter Faden zeigen: Achtung! Hier bräuchtest du etwas anderes!

Anhand Ihres Essprotokolles überlegen Sie sich bei jedem »Ballungszentrum«: Was hätte ich wirklich gebraucht, damit der Essanfall nicht nötig gewesen wäre?

Das Einfühlungsvermögen und den Tiefblick, den Sie bei der Entdeckung der dem Essanfall vorausgehenden Gefühle und bei der Veränderung Ihres Essverhaltens entwickeln, greift auch auf andere Lebensbereiche über. Wenn Sie verstehen, dass der Essanfall oft dann einspringen muss, wenn Sie sich nach Wärme und Geborgenheit, nach Trost und Schutz sehnen, dann verstehen Sie auch sich selbst wieder als ehemaliges, kleines, schutzloses Kind und bekommen *Mitgefühl mit sich.* Mitgefühl ist etwas ganz anderes als Selbstmitleid. Selbstmitleid endet im Jammern. Mitgefühl mit dem bedürftigen Teil in uns endet in einem tiefen Verständnis und Akzeptieren. Und plötzlich haben wir das Bedürfnis, mit uns besser umzugehen: geduldiger, verständnisvoller, flexibler und zuversichtlicher!

Mitgefühl ist etwas anderes als Selbstmitleid.

Riskieren Sie ein neues Essverhalten

Damit können Sie sofort anfangen! Geben Sie sich zwei Monate Zeit, in denen Sie mit den folgenden Essregeln experimentieren. Sie sollten sich in dieser Zeit auf keinen Fall vornehmen, dass Sie abnehmen. Eine Essstörung ist eine so langwierige Angelegenheit, dass zwei Monate überhaupt keine Rolle spielen. Dass Sie sich diese Zeit nehmen, ist schon der erste Schritt zur Entwicklung von *Geduld*.

Dann überlegen Sie sich, wie in Ihren Tagesablauf drei Hauptmahlzeiten und zwei Zwischenmahlzeiten passen. Legen Sie die Uhrzeiten fest. Nicht auf die Minute, aber auf die halbe Stunde. Achten Sie darauf, dass die Abstände zwischen den Mahlzeiten nicht größer als vier Stunden sind, sonst unterzuckern Sie, wenn Ihre Mahlzeiten klein waren.

In diesen zwei Monaten gewöhnen Sie sich daran, dass täglich folgende Nahrungsmittel gegessen werden müssen: Ein halber Liter Milch oder Buttermilch, 1 Apfel, 1 Orange, Birne oder 100 g Beeren, eine Banane. Außerdem nehmen Sie eine Multivitamintablette, Magnesium und trinken zwei Liter Wasser. Stellen Sie sich einfach morgens zwei große Flaschen Wasser bereit (aus denen Sie sich auch Kräutertee zubereiten können), die abends leer sein müssen. Diese Lebensmittel sind ein Muss, egal was passiert. Zwei Monate lang. Wenn es Ihnen nach den zwei Monaten nicht erheblich besser geht, dann machen Sie einfach wieder, was Sie wollen.

Diese »Basics« reichen für eine ausgewogene Ernährung natürlich längst nicht aus. Sie sollen lediglich verhindern, dass Sie noch tiefer in ein Defizit hinein rutschen, das dann wiederum zu Essanfällen führen könnte. Eine der Hauptmahlzeiten am Tag sollte warm sein, weil eine warme Mahlzeit – und wenn es nur eine Suppe ist – ein angenehmeres Körpergefühl macht als eine kalte. Sie wärmt von innen. Wenn Ihr Repertoire an Nahrungsmitteln sehr eng ist, dann sollten Sie es langsam erweitern. Halten Sie die Angst vor Kontrollverlust aus. Wenn die Angst zu groß wird, dann schaffen Sie sich ein Kochbuch an für eine Person oder meinetwegen auch auch ein Diät-Kochbuch (z.B. Brigitte-Diät), das leckere Rezepte anbietet, deren Kaloriengehalt Sie dann kennen. Das nimmt die Angst, in diesen zwei Monaten gigantisch zuzunehmen.

Eine der Hauptmahlzeiten am Tag sollte warm sein.

Fünf neue Essregeln

Jeder Mensch hat Essregeln. Den meisten Essern sind ihre Essregeln gar nicht bewusst. Diese heißen etwa: Gegessen wird, was auf den Tisch kommt. Oder: Ich esse nur etwas Handfestes. Oder: Ich esse nur Produkte vom Bio-Bauern.

Auch Sie haben Essregeln. Diese Essregeln haben Sie immer tiefer in die Essstörung hinein geführt und tun Ihnen nicht gut. Sie sind von den vier Denkfallen überschattet.

Haben Sie den Mut, und probieren Sie andere Essregeln aus, mit denen Tausende von Frauen in den letzten zwanzig Jahren gute Erfahrungen gemacht haben. Es sind die Essregeln von Susie Orbach, die ich etwas abgewandelt habe. Diese Regeln sind nicht dazu da, dass man sie sofort hundertprozentig einhält. Mit diesen Regeln muss man experimentieren. Sie entwickeln dabei automatisch Geduld mit und Verständnis für sich selbst – nicht nur beim Essen.

Mit diesen Regeln muss man experimentieren. Sie entwickeln dabei automatisch Geduld mit und Verständnis für sich selbst – nicht nur beim Essen.

Also setzen Sie sich nicht unter Druck, alles richtig zu machen. Anhand dieser Regeln lernen Sie, auf Ihren Körper zu hören. Er sagt Ihnen mit der Zeit immer deutlicher, ob er Süßes, Saures, Salziges, Weiches, Hartes oder Flüssiges möchte und braucht. Das Wichtigste an den Regeln ist, dass Sie Ihr eigenes Hungergefühl beobachten lernen, dass Sie herausfinden, was Sie essen möchten, was Sattheit für Sie bedeutet. Sie werden merken, dass es darauf viele Antworten gibt.

Finden Sie *Ihre eigenen* Antworten!

Regel Nr. 1: Essen Sie nur, wenn Sie wirklich Hunger haben!
Beobachten Sie: Wie fühlt sich bei mir Hunger an? Wie Appetit?

Bei den meisten Leuten knurrt dann der Magen. Frauen mit Essstörungen lieben das Magenknurren, da sie wissen, jetzt zehrt der Körper von den Reserven. Kultivieren Sie das Magenknurren nicht in den nächsten zwei Monaten. Essen Sie, wenn Sie eindeutig Hunger haben. Entweder ist es dann Zeit für eine Ihrer Mahlzeiten oder Sie essen zwischendurch eine Kleinigkeit.

Regel Nr. 2: Essen Sie nur, worauf Sie Lust haben!

Viele Frauen mit Essstörungen unterscheiden streng zwischen erlaubten »mageren« und unerlaubten »hochkalorischen« Lebensmitteln. Dies ist die Essregel des Diätwahns, und die vergessen Sie am besten erst einmal. Wer für sein Leben gerne Schokolade isst und sie sich verbietet, der riskiert einen Fressanfall, denn dieser ist dann die einzige Möglichkeit, sich Schokolade zu »erlauben«.

Wenn Sie noch zu große Angst vor »Verbotenem« haben, dann essen Sie dieses Verbotene doch einfach als Mahlzeit! Wenn Sie nicht sicher sind, was Sie essen möchten, dann stellen Sie sich vor Ihrem geistigen Auge den Geruch und Geschmack verschiedener Lebensmittel vor. Haben Sie Geduld. Gibt Ihr Körper keine eindeutigen Signale, dann essen Sie von den Lebensmitteln, die Sie zur Verfügung haben, eine kleine Menge. Warten Sie, bis Ihr Körper wieder eindeutig Hunger signalisiert und versuchen Sie es wieder von Neuem. Wenn Sie herausgefunden haben, was Sie essen möchten, dann essen Sie es langsam und schmecken Sie es bewusst.

Wer für sein Leben gerne Schokolade isst und sie sich verbietet, der riskiert einen Fressanfall, denn dieser ist dann die einzige Möglichkeit, sich Schokolade zu »erlauben«.

Fragen Sie sich nun: Schmeckt es so, wie ich es mir vorgestellt habe? Ist es das Richtige? Befriedigt es mich? Oder bräuchte ich in Wirklichkeit etwas anderes? Eine Umarmung, Aufmunterung, Schlaf oder meine Ruhe?

Wenn Sie merken sollten, dass Sie immer schneller essen, dann sagen Sie sich immer wieder: *Du darfst jederzeit alles essen. Aber du darfst auch wieder aufhören.* Wenn Sie den Verdacht haben, dass Sie eher *Seelenhunger* haben, dann hören Sie auf zu essen und probieren Sie etwas anderes. Horchen Sie in sich hinein und versuchen Sie Ihre *Gefühle* zu *benennen* und *auszuhalten*. Und dann tun Sie, was angesagt ist: Gehen Sie spazieren, rufen Sie eine Freundin an, schreiben Sie in Ihr Tagebuch, nehmen Sie ein Bad, lesen Sie oder malen Sie ein Bild. Lassen Sie alle Gefühle zu, die hoch kommen. Diese müssen nicht sofort ausgelebt werden. Sie müssen auch nicht sofort wieder weggehen, und es muss auch kein Schuldiger gesucht werden.

Wenn Sie den Verdacht haben, dass Sie eher Seelenhunger haben, dann hören Sie auf zu essen und probieren Sie etwas anderes.

Regel Nr. 3 : Genießen Sie das Essen!

Konzentrieren Sie sich ganz auf Konsistenz, Geruch und Geschmack Ihres Essens. Beobachten Sie einmal bewusst, wie Sie kauen und lutschen. Essen Sie bewusst auf die Art, die Ihnen am meisten Genuss bringt. Genuss schafft Vertrauen. Er verbessert das Körpergefühl. Hören Sie sofort auf zu essen, wenn Sie merken, dass Ihre Gedanken abschweifen. Wenn Sie nicht mehr bewusst essen und genießen, fangen Sie vielleicht an zu schlingen.

Achtung, Chemie-Falle!

Gibt es Nahrungsmittel, bei denen Sie immer weiteressen möchten? Die Ihre Gier wecken? Sind dies vor allem Süßigkeiten, Flips und Chips? Diese enthalten viel Zucker oder Salz und chemische Geschmacksverstärker, die Aromastoffe.

Es gibt eine Untersuchung zur Gewichtszunahme von Mastferkeln: Bei einem Fütterungsversuch einer dänischen Firma nahmen Ferkel, die normales Futter bekamen, pro Tag 301 g zu. Die aber, deren Futter mit Erdbeeraroma verfeinert wurde, legten 322 g zu. Und die, die Erdbeeraroma mit Süßstoff ins Futter bekamen, also gewissermaßen das »Du-darfst-Menü«, nahmen am meisten zu: 326 g pro Tag.«[18]

Wenn man neueren Zahlen glauben darf, so enthält bereits die Hälfte dessen, was in Deutschland verzehrt wird, Aromastoffe. Zucker, Süßstoff und Geschmacksverstärker bewirken eine Ausschüttung von Insulin, um die verzehrten Kohlehydrate zu verarbeiten. Wenn diese verarbeitet sind, normalisiert sich der Insulinspiegel wieder. Wenn aber die Kohlehydrate nur »Schein-Kohlehydrate« (Süßstoff, Aromastoffe) sind, kreist das nicht verbrauchte Insulin weiterhin im Blut, und der Hunger wird nicht gestillt. Man könnte ständig essen. In einem Informationsblatt von 1996 schreibt der Industrieverband, dass Gesundheitsschäden, »die auf dem Verzehr aromatisierter Lebensmittel beruhen, bislang nicht bekannt geworden sind, sieht man vom Übergewicht ab.«[19]

Wenn Sie sich vorwiegend von »Junkfood« (Süßigkeiten, Flips, Chips) und »Fastfood« (alles aus der Dose und aus der Tiefkühltruhe) ernähren, dann bekommen Sie einiges an Chemikalien (achten Sie auf die E-Nummern auf dem Etikett) ab: Farbstoffe, Stabilisatoren, Geliermittel, Säuerungsmittel, Aromastoffe, Antioxidantien, Feuchthaltemittel, Emulgatoren, Süßstoffe. Die meisten der Stoffe sind angeblich in geringen Dosen harmlos. Einige von ihnen können jedoch Bauchschmerzen, Blähungen, Durchfälle und Hautausschläge hervorrufen. Innere Unruhe kann von Phosphaten (in Wurst z.B.) ausgelöst werden. Sie muss nicht immer psychisch bedingt sein.

Wenn es Lebensmittel gibt, die Ihnen nicht gut tun, dann schlagen Sie deren E-Nummern nach (GU-Kompass E-Nummern, Verlag Gräfe und Unzer), und meiden Sie die verdächtigen Lebensmittel einige Zeit. Oft werden Unverträglichkeiten/Allergien erst ausgelöst, wenn die Allergene eine bestimmte Konzentration aufweisen, d. h. wenn Sie wenig davon essen, haben Sie keine Beschwerden.

Achten Sie genau darauf, welche Auswirkungen die Nahrung auf Sie hat. Auch durch das bewusste Weglassen der Übeltäter verstehen Sie Ihr Essverhalten und die Reaktion Ihres Körpers immer besser.

Finden Sie die Nahrungsmittel, bei denen Sie sich gut fühlen und die Ihnen gut tun, heraus. Halten Sie alles in Ihrem Tagebuch fest, denn sonst geht Ihnen dieses Wissen später wieder verloren.

Wenn die Kohlehydrate nur »Schein-Kohlehydrate« (Süßstoff, Aromastoffe) sind, kreist das nicht verbrauchte Insulin weiterhin im Blut, und der Hunger wird nicht gestillt.

Meine Erfahrung mit vielen Betroffenen zeigt, dass die Selbstbeobachtung und die zunehmend bessere Genussfähigkeit einen immer mehr zu hochwertigen und naturbelassenen Nahrungsmitteln greifen lassen.

Regel Nr. 4: Legen Sie eine Pause von 5 Minuten ein!

Es gibt Untersuchungen aus den Siebziger Jahren, wonach das Sättigungsgefühl erst nach zwanzig Minuten eintritt. Die folgende Übung soll helfen, das Essen hinauszuzögern und besonders Schnellesser einzubremsen. Sie geht so: Wenn Sie etwa die Hälfte Ihrer Portion gegessen haben, legen **Wenn Sie etwa** Sie Ihr Besteck weg und machen einige Minuten **die Hälfte Ihrer** Pause. Ja, ich weiß, dann wird das Essen kalt. Macht **Portion gegessen** nichts, wärmen Sie es eben wieder auf. Der Sinn und **haben, legen Sie** Zweck dieser Übung ist nicht nur, die 20 Minuten voll **Ihr Besteck weg** zu bekommen. Vor allem sollen Sie beobachten, wie **und machen ei-** es Ihnen damit geht, wenn Sie Essen, das »Ihnen zu- **nige Minuten** steht«, nicht gleich bekommen. Kommt Gier auf? **Pause.** »Vergessen« Sie die Pausen immer wieder? Essen Sie vor den Pausen immer schneller und irgendwann ist es zu »spät«? Die Sache mit den Pausen muss nicht auf Anhieb klappen. Besser ist zu schauen, *warum* es nicht klappt. Befürchten Sie, dass Sie – wenn Sie aufhören *könnten* – auch aufhören *müssen?*

Lassen Sie alle Gefühle zu und beantworten Sie sich nach der Pause die Frage: Muss ich weiteressen oder kann ich jetzt aufhören? Wenn Sie – egal aus welchem Grund – weiteressen möchten, dann tun Sie das.

Und die letzte Regel, Nr. 5: Lassen Sie zum Schluss einen Bissen auf dem Teller!

Es geht bei dieser Regel nur um ein »freiwilliges« Einbremsen, bevor der Teller leer ist, also bevor der leere Teller »Schluss« sagt. Wenn Sie früher einmal gelernt haben, dass man den Teller leer essen muss, ist diese Übung gar nicht so einfach.

Achtung, 17-Uhr-Falle!

Zu welcher Uhrzeit treten die meisten Ihrer Essanfälle auf?

Bei den allermeisten Frauen liegt der Beginn ziemlich genau zwischen 16 und 17 Uhr. Dies ist wirklich auffallend. Warum ist dies so? Ich fand in der Literatur nur eine einzige Antwort darauf: Henning Köhler führt aus, dass ängstliche Kinder »in den kritischen Stunden etwa ab 16, 17 Uhr nachmittags, ›ihre Form verlieren‹«.[20] Köhler spricht vom *autonomen Hüllengefühl*, das der Mensch bei der Geburt noch nicht hat, da er seine Leibesgrenzen noch nicht deutlich spürt. Das Baby »erwartet unseren kräftigend-ordnenden Beistand, um sich in seinem Leib behaglich zu fühlen und unsere Hilfe zur Befestigung des Körperbildes, um aus dem Erlebnis des Geformt- und Umhülltseins Daseinsvertrauen zu gewinnen.«[21] Das Hüllengefühl wächst im Laufe der Kindheit durch elterliche Berührung, Körperpflege, Massagen, Streicheln. So lernt das kleine Kind, dass es vor Berührungen keine Angst zu haben braucht. Es lernt zu vertrauen, lernt Ur-Vertrauen. Ausreichend Schlaf ist wichtig, denn im Schlaf wird das Hüllengefühl aufgebaut und gestärkt. Anscheinend bröckelt es bei ängstlichen und sensiblen Menschen am Spätnachmittag ab.

> Das Hüllengefühl wächst im Laufe der Kindheit durch elterliche Berührung, Körperpflege, Massagen, Streicheln. So lernt das kleine Kind, dass es vor Berührungen keine Angst zu haben braucht.

Frauen mit Essstörungen versuchen es dann mit dem Essanfall wieder herzustellen. Sie »stillen« sich sozusagen selbst. Für ein Kind an der Mutterbrust ist die Welt so, wie sie ist, in Ordnung. Es beruhigt sich und schläft ein. Oder es ist wieder fit und wendet sich erneut der Welt zu. Könnte die bedürftige »unbehüllte« Frau sich um 17 Uhr ein schönes, gemütliches Essen gönnen, das sie in Ruhe genießt, dann könnte sie den Stilleffekt bei sich selbst hervorrufen.

Es gibt Nahrungsmittel, die glücklich machen: Schokolade, Bananen, Fisch, Fleisch und Honig heben den Endorphin-Spiegel. Und es gibt Nahrungsmittel, die entspannen: Nudeln, Reis, Nüsse, Vollkorngetreide und Käse gehören dazu. Sie heben den Serotonin-Spiegel. Zu manchen dieser Lebensmittel dürften Sie deshalb instinktiv bei einem Essanfall gegriffen haben!

Auch wenn Sie einen Essanfall haben, kommt der Stilleffekt nach den ersten Bissen. Nur sorgt ja besonders zu Beginn des Heilungsprozesses der Selbsthass noch dafür, dass Sie den Stilleffekt nicht genießen können. Was aber kann man konkret tun, um die 17-Uhr-Falle zu entschärfen?

Was machen Sie um 17 Uhr? Sind Sie zu Hause oder am Arbeitsplatz? Langweilen Sie sich oder machen Sie gerade drei Dinge gleichzeitig?

Tipps für den 17-Uhr-Notfall:

➤ Halten Sie inne. Suchen Sie sich ein ruhiges Plätzchen.
➤ Setzen Sie sich bequem hin.
➤ Schließen Sie die Augen und zählen Sie mit jedem Ausatmen rückwärts von 10 auf 0.

> ➤ Wenn Sie entspannt sind, dann denken Sie an etwas, das Ihnen jetzt gut täte.
> ➤ Stellen Sie es sich ganz bildlich vor und genießen Sie das gute Gefühl.
> ➤ Versprechen Sie sich, sich noch am selben Tag etwas Gutes zu tun.
> ➤ Wenn Sie hungrig sind, dann essen Sie langsam und mit Genuss.
> ➤ Gönnen Sie sich ein warmes Getränk (Tee, Kakao).
> ➤ Das wär´s: Sich mit einer Wärmflasche, schöner Musik und einem guten Buch in eine Decke hüllen und sich eine ungestörte Stunde zurückziehen.

Das Hüllengefühl

»Das fehlende Hüllengefühl spüre ich als starken Druck auf meiner Brust. Ich meine, keine Luft mehr zu bekommen, werde hektisch, Angst kommt angekrochen und weitet sich zur Panik. Ich fühle mich als kleines Kind, das, wem auch immer, ausgeliefert ist. Gleichzeitig breitet sich Kälte in meinem Körper aus«, schrieb mir eine 43-jährige Frau.

Wenn das Hüllengefühl abbröckelt, dann machen sich Ohnmacht und Angst breit. Dies wird oft als das Gefühl des *sich Verlierens, sich Verflüssigens* und der *Unkonzentriertheit* geschildert. Mangelndes Hüllengefühl wird oft als Kontrollverlust erlebt, und das nicht nur beim Essen, wo der Kontrollverlust im Essanfall endet. Wer den Kontrollverlust fürchtet, dem

fehlt Vertrauen. Vertrauen, dass seine eigenen Kräfte ausrei-
chen, um sich zu retten (*Selbstvertrauen*). Vertrauen, dass ihm
Andere wohl gesonnen sind und ihm helfen (*Sozialver-
trauen*). Und Vertrauen, dass es eine höhere Macht
gibt, die dem Erdendasein einen Sinn verleiht *(Gottver-
trauen)*. Durch den Aufbau eines guten Hüllengefühls
hingegen verlagert sich der Schwerpunkt immer
mehr in uns selbst hinein. »Die erste Stufe des Selbst-
vertrauens ist das Körpervertrauen, namentlich das
Tastsinn vermittelte, elementare Erlebnis des Woh-
nens in den sicheren Grenzen des eigenen Leibes.«[22]
Wann haben wir als Erwachsene ein gutes Hüllengefühl?

**Mangelndes Hül-
lengefühl wird oft
als Kontrollver-
lust erlebt, und
das nicht nur
beim Essen, wo
der Kontrollver-
lust im Essanfall
endet.**

Lassen wir verschiedene Frauen zu Wort kommen:

➢ »*Wenn ich einem meiner Hobbys nachgehe, darin versinke, nichts
Störendes und niemanden mehr wahrnehme. Ich spüre dann auch
keinen Hunger und Durst, bin ganz in meine Tätigkeit vertieft. Es
fühlt sich an, als ob ich in einen Kokon eingesponnen wäre. Der
ganze Körper ist von Wärme umgeben, und ich fühle mich rund-
herum wohl.*«

➢ »*Beim Eincremen und beim Beten habe ich ein gutes Hüllengefühl.*«

➢ »*Wenn ich in der Badewanne liege und im warmen Wasser vor
mich hin träume.*«

➢ »*Beim Plastizieren mit Ton, aber auch wenn ich Plätzchenteig
knete und forme.*«

➢ »*Beim Sex und wenn mich mein Freund fest im Arm hält. Dann bin
ich vollkommen glücklich und entspannt.*«

➢ »*Wenn ich gemütlich im Bett lese und die Welt draußen bleibt.*«

➢ »*Bei Meditation und Yoga.*«

➢ »*Beim Singen und Tanzen in der Gruppe.*«

> ➤ »Im Fitness-Studio. Dort genieße ich es, meinen Körper wieder zu spüren. Ich spüre, wie er besser durchblutet wird nach getaner Arbeit.«.

> ➤ »In der Sauna, wenn mein Körper durchwärmt wird. Und hinterher im kalten Wasser. Herrlich!«

> ➤ »In der Natur, wenn ich Rad fahrend die bunt belaubten Bäume genießen kann.«

> ➤ »Wenn ich Musik höre, bei der ich voll abhebe.«

> ➤ »Wenn ich meine Füße in ein duftendes Fußbad stecke.«

> ➤ »Wenn ich massiert oder gestreichelt werde.«

> ➤ »Wenn ich meine Katze streichle und sie sich schnurrend auf meinem Schoß zusammenrollt.«

> ➤ »Auf meinem Pferd beim Ausritt, wenn ich ganz im Einklang mit dem Tier bin, ist mein Hüllengefühl am besten.«

Alle diese lustvollen, von Hüllengefühl getränkten Tätigkeiten haben eines gemeinsam: Der Wahrnehmungsfokus ist ganz im Hier und Jetzt.

Zufrieden und glücklich sein!

Nein, es sind nicht die Menschen, denen Geld, Erfolg, Ruhm und gutes Aussehen wichtig sind, die mit ihrem Dasein am zufriedensten sind. Materielle Ziele machen nur kurzfristig zufrieden. Dann kommt schon das nächste Ziel. Diese Ziele machen nicht satt. Das Glücklich-und-Zufrieden-Sein wird immer auf die Zukunft verschoben. So *werden* wir vielleicht glücklich, aber wir *sind* es nicht.

Zufrieden und glücklich sein ist das krasse Gegenteil von Selbstzerfleischung und Selbsthass. So wie man sich in Selbstzweifel und Selbstabwertung aktiv hineinsteigern kann, kann man das auch bei guten Gefühlen praktizieren:

Strategien gegen den Selbsthass

➢ Ziehen Sie jeden Abend Bilanz und finden Sie fünf Dinge, die Sie heute gut gemacht haben.

➢ Wenn Sie vor dem Spiegel stehen und anfangen alles, was Sie sehen, zu kritisieren, dann lächeln Sie sich zu und sagen Sie mehrmals laut und freudig: »Ja!«

➢ Betonen Sie körperliche Vorzüge. Schminken Sie sich und ziehen Sie sich so an, dass Sie toll aussehen.

➢ Gehen Sie aufrecht und ducken Sie sich nicht.

➢ Wiegen Sie sich möglichst selten. Das macht nur Stress.

➢ Vergleichen Sie sich nicht mit anderen, höchstens nach »unten«.

➢ Machen Sie eine Liste mit Ihren kleinen und großen Stärken. Ergänzen Sie diese Liste täglich.

➢ Halten Sie sich von Menschen fern, die an Ihnen herummeckern oder Sie deprimieren. Lachen Sie mit anderen und lernen Sie nach und nach die Komik in Situationen zu sehen.

➢ Warten Sie nicht, bis andere den ersten Schritt tun. Werden Sie selbst aktiv.

➢ Lernen Sie, sehr genau zu beobachten, und halten Sie Vorurteile nieder.

➢ Gehen Sie mit sich selbst freundlich und gewährend um – wie eine liebevolle Mutter.

➢ Nehmen Sie Ihre Grenzen wahr (Erschöpfung, Müdigkeit, Stillhalten), und handeln Sie so, dass es Ihnen gut damit geht.

➢ Halten Sie Schuldgefühle aus, sonst sind Sie ewig emotional erpressbar.

➢ Übernehmen Sie Verantwortung für Ihr eigenes Wohlergehen – sonst tut es keiner.

➢ Holen Sie Ihr Denken und Fühlen immer mal wieder ganz bewusst ins Hier und Jetzt.

➢ Wer wagt, gewinnt: Riskieren Sie etwas, probieren Sie Neues aus: Kleider, Gerichte, Projekte.

➢ Isolieren Sie sich nicht. Freundschaften machen glücklich.

➢ Glauben Sie endlich, dass Sie eine tolle Frau sind!

Hängen Sie diese Liste an Ihren Kühlschrank und lesen Sie sie 20 Mal am Tag.

Satt und zufrieden wird man, wenn man die kleinen, guten Dinge im Leben sehen und sich freuen kann. Die Sonne, die Blumen, die Regentropfen auf der Haut. Die Katze am Wegesrand und den Regenbogen am Himmel.

Entspannung, Andacht und Dankbarkeit sind Grundvoraussetzungen für Zufriedenheit und Glück. Und – wie Virginia Woolf einmal gesagt hat –:

»Man kann weder gut denken noch gut lieben noch gut schlafen, wenn man nicht gegessen hat.«

Literaturnachweis

1: Pudel, Volker: Ernährungspsychologie, Hogrefe, Göttingen 1991, S. 88
2: ebd., S. 27
3: Whybrow, Peter: Winterschlaf. Kabel, Hamburg 1988, S. 49
4: Seligman, Martin: Erlernte Hilflosigkeit, Beltz, Weinheim 1995, S. 20 ff.
5: Göckel, Renate: Warte nicht auf schlanke Zeiten, Kreuz, Stuttgart 2002, S. 30 ff.
6: Psychologie heute, Mai 2001, S. 10
7: Frankfurter Rundschau, Magazin, 25.08.01, S. 4
8: Der Spiegel, August 2001
9: Psychologie heute, Januar 2002, S. 53
10: Psychologie heute, August 2002, S. 18
11: Psychologie heute Januar 2001, S. 9
12: Alice Miller: Evas Erwachen, Suhrkamp Verlag, Frankfurt/Main 2001, S. 69
13: ebd., S. 123.
14: Köhler, Henning: »Jugend im Zwiespalt«, Verlag Freies Geistesleben, Stuttgart 1999, S. 194
15: Duve, Karin: »Dies ist kein Liebeslied«, © Eichborn AG, Frankfurt am Main 2002, S. 44. Das Buch ist im Handel erhältlich.
16: Psychologie heute, November 2002, S. 10
17: Klein, Stefan: Die Glücksformel, Rowohlt, Reinbek 2002, S. 210
18: Grimm, Hans-Ulrich: Aus Teufels Topf – die neuen Risiken beim Essen, Klett-Cotta, Stuttgart 1999, S. 91
19: ebd., S. 92
20: Köhler, Henning: Von ängstlichen, traurigen und unruhigen Kindern – Grundlagen einer spirituellen Erziehungspraxis, Verlag Freies Geistesleben, Stuttgart 2001, S. 96
21: ebd., S. 85
22: ebd., S. 86

Weitere Literatur zum Thema:

Elmadfa, Muskat, Fritzsche: E-Nummern – Zusatzstoffe in unseren Lebensmitteln, GU-Kompass, Gräfe und Unzer, München 1966

Göckel, Renate: Brave Mädchen holt der Wolf, Ullstein, Berlin 2000

Göckel, Renate: Endlich frei vom Esszwang, Kreuz, Stuttgart 2000

Göckel, Renate: Esssucht – oder die Scheu vor dem Leben. Rowohlt, Reinbek 1988.

Herriger, Catherine: Die böse Mutter – Warum Frauen dick werden und dick bleiben. Heyne, München 1990.

Mandorf, Claudia: Angstanfälle – Hilfe in der ersten Not, Kreuz, Stuttgart 2003

Orbach, Susie: On Eating – change your eating change your life, Penguin Books, London 2002

Orbach, Susie: Antidiätbuch, Verlag Frauenoffensive, München 1979.

Pearson, L.: Psychodiät – Abnehmen durch Lust am Essen. Heyne, München 1975.

Pollmer, Uwe: Prost, Mahlzeit! Krank durch gesunde Ernährung. Kiepenheuer & Witsch, Köln 1994.

Powter, Susan: Ohne Diät geht's auch, Zabert Sandmann, München 1995.

Psychologie heute, Mai 2001, S. 45

Roth, Geneen: Essen als Ersatz. Rowohlt, Hamburg 1989.

Roth, Geneen: Sehnsüchtiger Hunger, Kösel, München 1992.

Schmidt, Ulrike / Treasure, Jeanette: Die Bulimie besiegen – Ein Selbsthilfe-Programm, Campus, Frankfurt 1996

Tannen, Deborah: Du kannst mich einfach nicht verstehen, Kabel, Hamburg 1990

Waterhouse, Debra: Frauen brauchen Schokolade, Goldmann, München 1997

Für starke Frauen

Susanne Breuninger-Ballreich
Was Sie stark macht - verborgene Kräfte aktivieren
Band 5972
Bewährte Übungen aus der Praxis der Autorin erschließen die inneren
Ratgeber, die jeder Mensch besitzt: Zeigen Sie, was in Ihnen steckt!

Ruth Eder
Ich spür noch immer ihre Hand
Wie Frauen den Tod ihrer Mutter bewältigen
Band 5821
Das Band zwischen Müttern und Töchtern ist ganz besonders. Wird es
durch den Tod der Mutter gelöst, dann heißt es Abschied zu nehmen.
Fünfzehn erwachsene Töchter erzählen von Schmerz und Trost.

Luise Reddemann
Eine Reise von 1000 Meilen beginnt mit dem ersten Schritt
Seelische Kräfte entwickeln und fördern
Band 5919
Dieses Buch ist nichts weniger als eine kleine Schule der Lebenskunst, die
uns zeigt, wie wir uns aus Blockaden befreien und Leichtigkeit und
Gelassenheit zurückgewinnen können.

Beate Scherrmann-Gerstetter / Manfred Scherrmann
Das Brave-Tochter-Syndrom
... und wie frau sich davon befreit
Band 5674
Da stimmt doch was nicht... Wenn Frauen immer allen alles recht machen
wollen. Wo kommt es her und wo liegen die konkreten
Veränderungsmöglichkeiten? Ein aufregendes - und erlösendes Buch.

Julia Umek
Selbstbewusst
Der Schlüssel zu einem glücklichen Leben
Band 6188
Ein ausgeprägtes Selbstbewusstsein hat nichts mit Arroganz zu tun. Es ist
die Kenntnis des eigenen Ich und der Schlüssel zu einem glücklichen
Leben. Julia Umek lädt uns ein, uns selbst neu zu entdecken.

HERDER spektrum

Von starke Frauen

Kirsten Heisig
Das Ende der Geduld
Konsequent gegen jugendliche Gewalttäter
208 Seiten, Flexcover
ISBN 978-3-451-30204-6
Das ebenso provokante wie sachkundige Buch einer unbequemen und
überaus mutigen Richterin.

Margot Käßmann
In der Mitte des Lebens
160 Seiten, Gebunden mit Schutzumschlag
ISBN 978-3-451-30201-5
Die bekannteste Bischöfin Deutschlands geht den Themen nach, die sich in
der Mitte des Lebens stellen.

Dörthe Kaiser
Chanson triste
Abschied von meinem Mann
220 Seiten, Gebunden mit Schutzumschlag und Leseband
ISBN 978-3-451-32331-7
Dörthe Kaiser, die Witwe des deutschen Soziologen Karl Otto Hondrich
(1937-2007), erzählt von der Zeit ihres Zusammenlebens: vom Einbruch
der Diagnose „Krebs" bis zum Tod ihres Mannes.

Elham Manea
Ich will nicht mehr schweigen
Der Islam, der Westen und die Menschenrechte
Band 6248
Mit ihrem Plädoyer für eine Toleranz, die Grenzen kennt, und für einen
modernen, humanistischen Islam gibt Elham Manea der schweigenden
Mehrheit der Muslime eine Stimme.

Karoline Mayer / Angela Krumpen
Das Geheimnis ist immer die Liebe
Mein Leben
Band 6130
Ein Leben, das geprägt ist von der Verfolgung in der Militärdiktatur, vom
Kampf für Gerechtigkeit, von der Liebe, die Hindernisse überwindet.

HERDER